Oldenkott

Bandscheiben-Leiden: Was tun?

Professor Dr. med. Paul Th. Oldenkott

Bandscheiben-Leiden: Was tun?

- Schmerzen lindern durch richtige Behandlung
- So entlasten Sie Ihre Wirbelsäule im Alltag
- Mit ausführlichem Übungsprogramm

Unter Mitarbeit von
Dr. med. Dipl.-Ing. Wolf D. Scheiderer,
Annette Rief geb. Sedelmaier und
Priv.-Doz. Dr. med. H. Michael Mayer

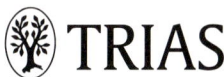

Anschriften der Autoren:
Prof. (em) Dr. med. Paul Th. Oldenkott
Oberstarzt a.D.
ehem. Leitender Arzt der Abteilung
Neurochirurgie
Bundeswehrkrankenhaus Ulm
Akademisches Krankenhaus
der Universität Ulm
D-89081 Ulm

Dr. med. Dipl.-Ing. Wolf D. Scheiderer
Chefarzt der Rehabilitationsklinik Saulgau,
Facharzt für Orthopädie, Rheumatologie,
Facharzt für Physikalische und Rehabilita-
tionsmedizin, Chirotherapie, Spezielle
Schmerztherapie, Unfallarzt
D-88348 Bad Saulgau

Annette Rief geb. Sedelmaier
Leitende Krankengymnastin
der Rehabilitationsklinik Saulgau
D-88348 Bad Saulgau

Priv.-Doz. Dr. med. H. Michael Mayer
Geschäftsführender Ärztlicher Direktor
der Orthopädischen Klinik München-
Harlaching, Wirbelsäulenzentrum und
Rückenschmerzzentrum, Facharzt für Orthopädie, Facharzt für Neurochirurgie, Spezielle
orthopädische Chirurgie, Physikalische Therapie, Sportmedizin.

Umschlaggestaltung:
Cyclus · D+P Loenicker, Stuttgart

Abbildung vorn: Friedhelm Volk
Abbildung hinten: Mauritius

Textzeichnungen:
Friedrich u. Liane Hartmann, Nagold

Die Deutsche Bibliothek –
CIP Einheitsaufnahme
Ein Titeldatensatz für diese Publikation ist
bei Der Deutschen Bibliothek erhältlich.

Wichtiger Hinweis:
Wie jede Wissenschaft ist die Medizin ständigen Entwicklungen unterworfen. Forschung
und klinische Erfahrung erweitern unsere
Erkenntnisse, insbesondere was Behandlung
und medikamentöse Therapie anbelangt. Soweit in diesem Werk eine Dosierung oder eine
Applikation erwähnt wird, darf der Leser zwar
darauf vertrauen, dass Autoren, Herausgeber
und Verlag große Sorgfalt darauf verwandt
haben, dass diese Angabe **dem Wissens-
stand bei Fertigstellung des Werkes** entspricht.
Für Angaben über Dosierungsanweisungen
und Applikationsformen kann vom Verlag jedoch keine Gewähr übernommen werden. **Jeder Benutzer ist angehalten,** durch sorgfältige Prüfung der Beipackzettel der verwendeten Präparate und gegebenenfalls nach Kon-
sultation eines Spezialisten festzustellen, ob
die dort gegebene Empfehlung für Dosierun-
gen oder die Beachtung von Kontraindikationen gegenüber der Angabe in diesem Buch
abweicht. Eine solche Prüfung ist besonders
wichtig bei selten verwendeten Präparaten
oder solchen, die neu auf den Markt gebracht
worden sind. **Jede Dosierung oder Applikation erfolgt auf eigene Gefahr des Benutzers.**
Autoren und Verlag appellieren an jeden Benutzer, ihm etwa auffallende Ungenauigkei-
ten dem Verlag mitzuteilen.

Dieses Buch wurde in der neuen deutschen
Rechtschreibung verfasst.

Gedruckt auf chlorfrei gebleichtem Papier

© 1977, 2001 Georg Thieme Verlag
Rüdigerstraße 14, D-70469 Stuttgart
Printed in Germany
Besuchen Sie uns im Internet unter:
www.trias-gesundheit.de

Satz: Fotosatz H. Buck, Kumhausen
Druck: Gutmann, Talheim

ISBN 3-89373-642-5   1 2 3 4 5 6

Zu diesem Buch

Rücken- und Kreuzschmerzen plagen die Menschen seit Jahrhunderten. Überlieferungen aus vorchristlicher Zeit und Schriftstücke der vergangenen Jahrhunderte widerlegen die verbreitete Ansicht, das Bandscheibenleiden sei eine Mode- oder Zivilisationskrankheit. Das trifft nur bedingt zu, und die dadurch ausgelösten Beschwerden sind auch nicht ausschließlich ein Opfer, welches der Mensch seiner heutigen Lebensweise und den technischen Errungenschaften dieser Zeit bringen muss.

Das Wissen über Funktion der gesunden Wirbelsäule, über Ursachen und Auswirkungen von wirbelsäulenbedingten Schmerzen ist dank der Forschung der Biomechanik der Wirbelsäule in unserer Zeit entscheidend gewachsen. Man erkannte, dass die Bandscheibe für die Funktionstüchtigkeit der Wirbelsäule eine führende Rolle spielt und dass Riss- und Spaltbildungen sowie Verlagerungen von Bandscheibengewebe das Zusammenspiel der Bauelemente stören, welches die Leistungsfähigkeit unserer Wirbelsäule bestimmt. Dieser bei jedem Menschen schon frühzeitig einsetzende, als Degeneration bezeichnete, aber normale Umwandlungsprozess im Gewebeverband der Bandscheibe muss nicht zwangsläufig zu Beschwerden führen. Erst bei Fortschreiten der Bandscheibendegeneration kann es unter Bedingungen, die in der Regel unbekannt bleiben, zu Schmerzen in allen Teilen der Wirbelsäule kommen; am häufigsten jedoch im unteren Bereich der Lendenwirbelsäule und des sich anschließenden Kreuzbeins. Dabei sind örtliche Beschwerden (Kreuzschmerzen) wie auch in die Beine ausstrahlende Schmerzen in ihrem Charakter und in ihrer Ausprägung individuell sehr unterschiedlich.

Bandscheibenbedingte Erkrankungen sind weit verbreitet und werden wegen ihrer sozialmedizinischen Auswirkungen und gesellschaftspolitischen Bedeutung gerne als »Volkskrankheit« bezeichnet. Sozialpolitisch von Bedeutung ist die Tatsache, dass allein wegen Rückenbeschwerden etwa 80 Millionen Arbeitstage ausfallen und dadurch in Deutschland Kosten in Höhe von 20 Milliarden DM entstehen. Die Gesamtkosten (indirekte und direkte) belaufen sich bundesweit jährlich auf rund 35 Milliarden DM.

Örtliche (lokale) Schmerzen der Lendenwirbelsäule, die plötzlich auftreten und gleichzeitig mit einer oft erheblichen Fehlstellung und mit einer schmerzhaften Einschränkung ihrer Beweglichkeit einhergehen, nennt der Volksmund »Hexenschuss«; strahlen die Schmerzen in die Beine aus, wird von »Ischias« gesprochen.

Ein Mensch, der an den Folgen einer Bandscheibenerkrankung leidet, ist oft verzweifelt, er kann für sich selbst, für seine Umwelt und für den ihn behandelnden Arzt zum Problem werden.

Nicht selten haben die über Jahre andauernden und immer wiederkehrenden Schmerzen Auswirkungen auf das Leben des Patienten: in seiner gesellschaftlichen Stellung, in der Ehe, in der Familie, an der Arbeitsstelle. Viele so geplagte Menschen leiden zudem darunter, von ihrer Umgebung verkannt, nicht ernst genommen oder sogar belächelt zu werden. Unsicherheit, unbewusstes Fehlverhalten und depressive Reaktionen sind häufige Begleiterscheinungen, insbesondere dann, wenn eine Vielzahl verschiedener, aber unzureichender Behandlungsversuche keine Besserung bringen. Allerdings ist immer wieder darauf hinzuweisen, dass nicht jeder Wirbelsäulen- und/oder auch Beinschmerz bandscheibenbedingt verursacht ist.

Wir sind nicht in der Lage, die Entstehung von Bandscheibenveränderungen zu verhindern. Die Folgen lassen sich jedoch durch Eigeninitiative im Sinne einer verantwortlichen Krankheitsvorsorge bessern; sachgerechte und eine für den medizinischen Laien verständliche Aufklärung ist hierfür Voraussetzung.

»Das Bedürfnis der Kranken ist groß, über Ursache, Auswirkungen, Behandlungsmöglichkeiten und Vorsorge ihres Bandscheibenleidens unterrichtet zu sein«, schrieb mein akademischer Lehrer W. Driesen (†) in seinem Geleitwort bei Erscheinen dieses Ratgebers 1977.

Dieser Ratgeber informiert über bandscheibenbedingte Beschwerden im Lendenwirbelsäulenbereich. Da aber nicht alle Schmerzen im Rücken und in den Beinen von erkrankten Bandscheiben hervorgerufen werden, ist es nicht möglich, auf alle Ursachen der Rücken- und Beinschmerzprobleme und ihre Behandlung einzugehen und die sich diesbezüglich stellenden Fragen zu beantworten. Die Informationsmöglichkeiten eines solchen Ratgebers sind begrenzt.

Das vorliegende Buch soll dem Bandscheibengeschädigten zur Orientierung und Information dienen, es bietet kein Rezept für alle Lebenslagen und ist kein Ersatz für die ärztliche Beratung und Behandlung. *Der Arzt stellt die Diagnose, verordnet und verantwortet die erforderlichen Behandlungsmaßnahmen, individuell angepasst.*

Der Ratgeber soll Ihre Eigenverantwortung und Initiative fördern, er befähigt Sie, durch Wissen zu handeln, dadurch den Auswirkungen der Bandscheibenerkrankung entgegenzuwirken und – soweit möglich – vorbeugend tätig zu werden.

»Mit Wissen vorbeugen durch Handeln« – mit dieser Aufforderung wendet sich dieses Buch an die Menschen, die nicht gewillt sind, ihr Leiden als schicksalhaften Eingriff in ihr Leben hinzunehmen.

In besonderer Weise richtet sich der Ratgeber an die Menschen, die wegen eines Bandscheibenvorfalls operiert werden müssen. Ihnen möchte der Ratgeber die Entscheidung zur Operation erleichtern und die Angst vor dem operativen Eingriff nehmen. So finden sich neben einer Darstellung gängiger Methoden der operativen Behandlung Verhaltenshinweise für die Zeit nach dem Eingriff, die helfen sollen, die Erkrankung zu überwinden und nach Möglichkeit Rückschläge zu verhindern.

Dem nunmehr in der 8. Auflage vorliegenden Ratgeber liegen Erfahrungen zugrunde, die in langjähriger klinischer Tätigkeit gewonnen wurden, Erfahrungen, in denen sich die Probleme, Sorgen und Nöte von vielen Patienten widerspiegeln, von Patienten, die entweder nur beraten werden wollten, die konservativ behandelt oder die operiert werden mussten.

In Zusammenarbeit mit dem Orthopäden und Ingenieur W. Scheiderer, der Leitenden Krankengymnastin A. Rief geb. Sedelmaier und dem Orthopäden und Neurochirurgen H. M. Mayer wurde die vorliegende Auflage in Teilbereichen überarbeitet, ergänzt und aktualisiert.

Kletterwand – warum?

In dieser Auflage werden zusätzlich zu den bisherigen, ebenfalls überarbeiteten Übungen Trainingsbeispiele an der Kletterwand beschrieben, die Therapeuten und Patienten einen kleinen Einblick über die Möglichkeiten dieser noch wenig bekannten, aber sehr sinnvollen Trainingsform geben sollen. Aus physiotherapeutischer Sicht sehe ich (sehen die Autoren) in der Kletterwand ein Übungsgerät, das in Zukunft nicht nur in der Orthopädie mehr und mehr Verbreitung finden wird.

Es würde mich freuen, wenn dieser Ratgeber neben den von einem Bandscheiben Betroffenen auch ärztlichen Kolleginnen und Kollegen in der Praxis oder im Krankenhaus und allen, die an der Behandlung von Patienten mit bandscheibenbedingten Erkrankungen beteiligt sind, zur Information und als Anregung dient.

Ulm/Someraro, im Juli 2001   P. Th. Oldenkott

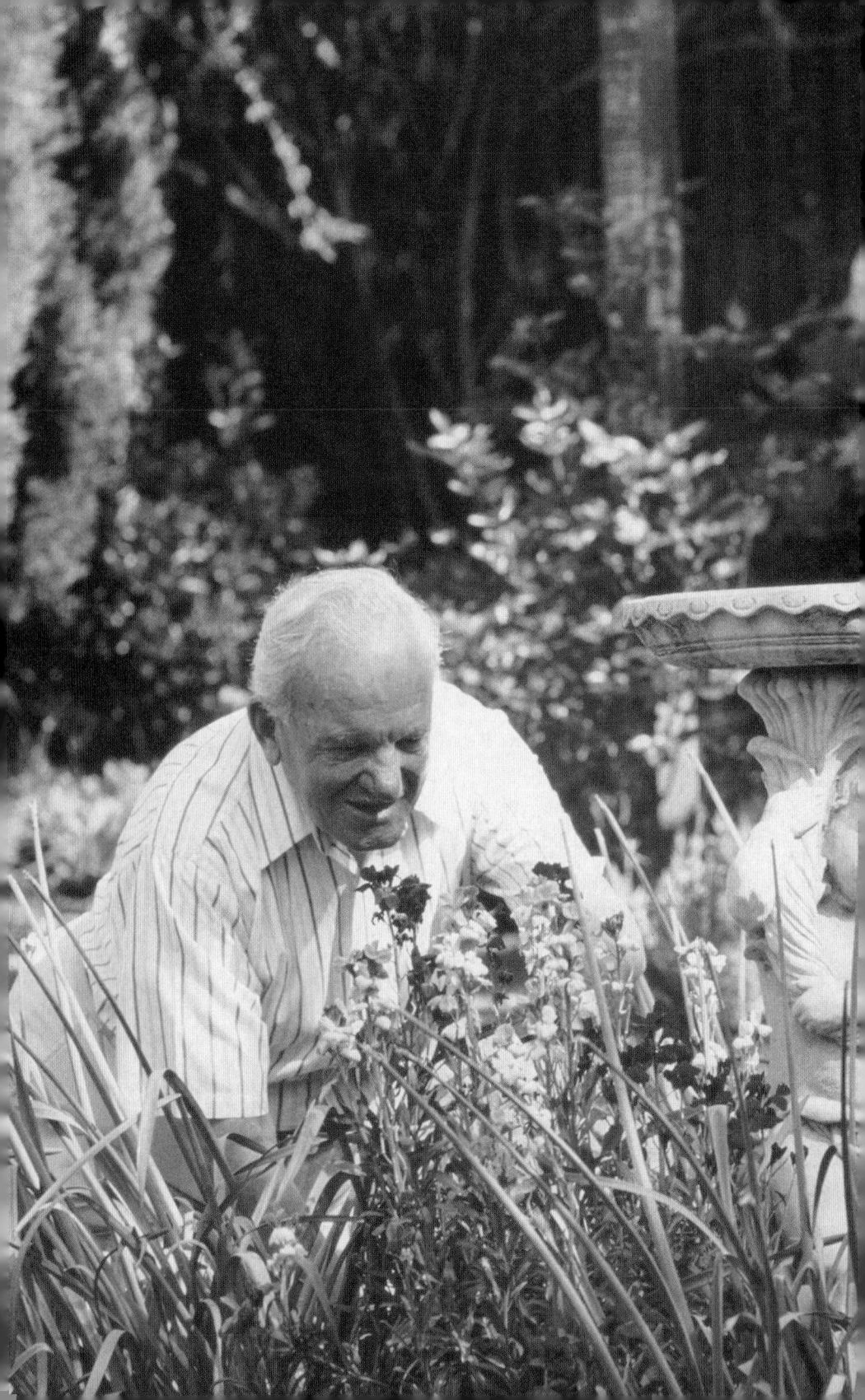

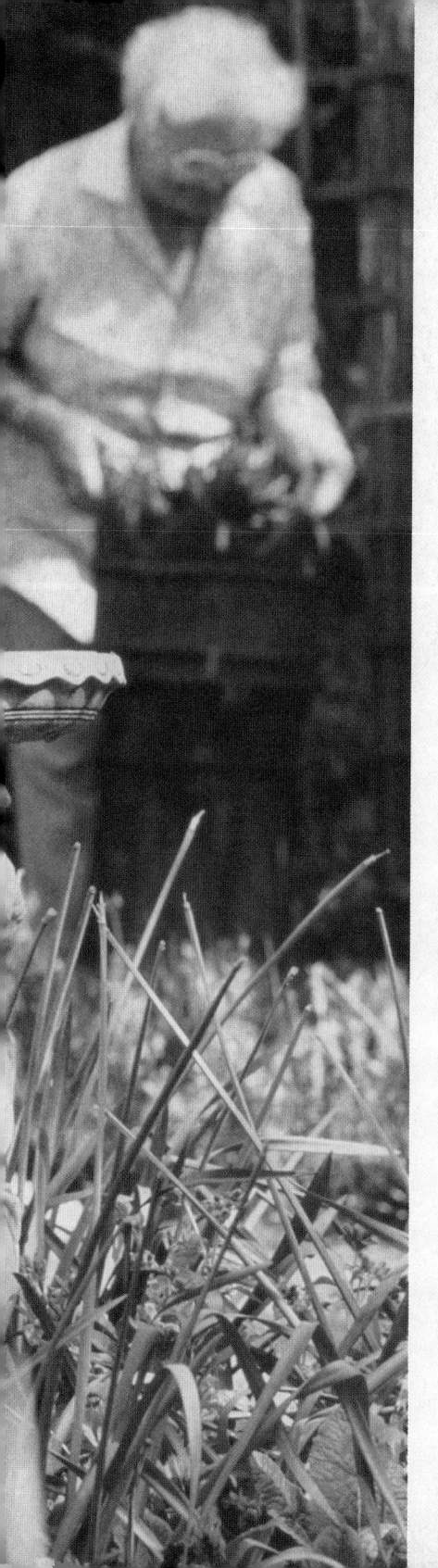

Gesunde Bandscheibe und Wirbelsäule

Ein perfekt aufeinander abgestimmtes Zahnrad-System – damit ist die menschliche Wirbelsäule zu vergleichen. Nur wenn alle dazugehörigen Teile, wie Wirbel, Bandscheiben, Muskeln und Bänder, störungsfrei ineinander greifen, kann die Wirbelsäule ihre Stütz- und Haltefunktion ausüben. Lesen Sie, welche besondere Funktion den Bandscheiben dabei zukommt.

Wie die menschliche Wirbelsäule aufgebaut ist

Die Wirbelsäule trägt den Kopf, stützt den Rumpf und umschließt das Rückenmark. Das Becken ist die knöcherne Verbindung von der Wirbelsäule zu den Beinen. Neben sieben Hals- und zwölf Brustwirbeln setzt sich die Wirbelsäule normalerweise aus fünf Lendenwirbeln, dem Kreuzbein und dem Steißbein zusammen (Abb. 1).

Ein fein ausgeklügeltes System

Die charakteristische Form der Wirbelsäule mit den so genannten physiologischen Krümmungen bildet sich im ersten Entwicklungsjahr des Menschen aus. Die Wirbelsäule erhält dadurch das Aussehen eines großen »S«. Die Krümmungen nennt man Halslordose, Brustkyphose und Lendenlordose (Abb. 1b).

Ihre Festigkeit erhält die Wirbelsäule durch Bänder und Muskeln, mit denen sie eine funktionelle Einheit bildet. Ohne diese Bänder und Muskeln würde die Wirbelsäule aufgrund des großen Innendrucks der Bandscheiben wie eine starke Feder weit über ihre normale Länge hinaus ausgedehnt werden.

Die unterschiedliche Bauweise der Wirbelkörper trägt der Beanspruchung und Funktion der Wirbelsäule Rechnung: Die Lendenwirbelsäule trägt das gesamte Gewicht des Oberkörpers, überträgt dieses Gewicht auf das Becken im Sitzen und auf die Beine im Stehen, beim Gehen und Rennen. Kräftig entwickelte Lendenwirbelkörper sind notwendig, um die stärkere Belastung im Bereich der Lendenwirbelsäule aufzufangen. Schmerzen treten am häufigsten in diesem Bereich auf.

Die kurzzeitige (akute) oder anhaltende (chronische) Überdehnung von Bändern führt zur Fehl- oder Überlastung der Muskulatur, die die Wirbelsäule stützt. Dadurch, aber auch durch Fehlbildungen im Aufbau der Wirbelsäule kann es zu Beschwerden kommen.

Zu den Fehlbildungen werden unter anderem die *Übergangsstörungen* gerechnet, die mit Hilfe von bildgebenden Verfahren auszuschließen sind, insbesondere vor einer operativen Behandlung (z. B. eines Bandscheibenvorfalls). Derartige Übergangsstörungen kommen als »Normvarianten« in allen Wirbelsäulenabschnitten vor, am häufigsten betroffen ist der Übergang von der Lendenwirbelsäule zum Kreuzbein (lumbosakraler Übergangsbereich). Gewöhnlich verschmelzen Kreuz- und Steißbeinwirbel zwischen dem 20. und 25. Lebensjahr zum Kreuzbein. Bleibt der 1. Kreuzbeinwirbel davon ausgespart, wird die Lendenwirbelsäule sechsgliedrig (Lumbalisation); verschmilzt dagegen der 5. Lendenwirbel mit dem Kreuzbein, hat die Lendenwirbelsäule nur vier statt fünf Wirbelkörper (Sakralisation).

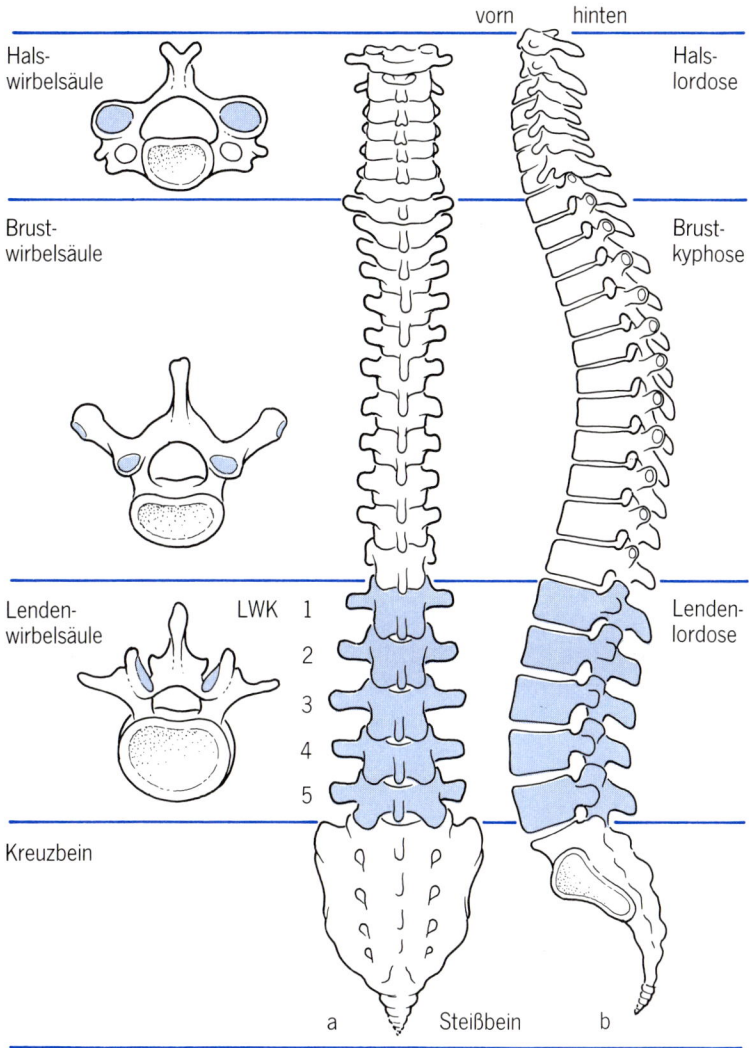

Abb. 1: Menschliche Wirbelsäule von hinten (a) und von der Seite (b) mit Beispielen für die Wirbelkörperform in den einzelnen Abschnitten

Woraus jeder einzelne Wirbel besteht

Der besondere anatomische Aufbau des Wirbelkörpers als Hauptteil eines Wirbels gewährleistet seine Festigkeit (Abb. 2). Eine weiche, aufgelockerte innere Knochenstruktur (Spongiosa) wird zur Seite von der Knochenrinde und an der Ober- bzw. Unterfläche des Wirbelkörpers von der Knochenleiste abgegrenzt. Die Abschlussfläche des Wirbelkörpers nach oben und unten gegen die Bandscheibe bilden Knorpelplatten.

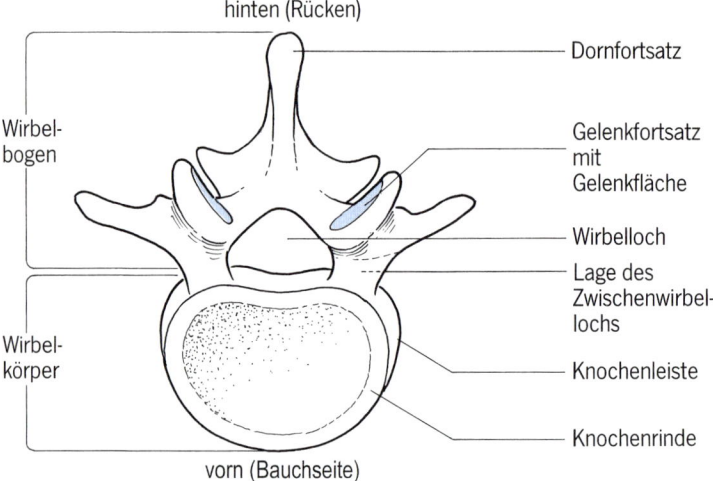

Abb. 2: Lendenwirbel in der Aufsicht

Hinten seitlich finden sich beiderseits knöcherne Ausläufer: Wirbelbogen mit Dornfortsatz und Gelenkfortsätze mit Gelenkflächen (Gelenkfacetten) (Abb. 2). Die Wirbellöcher, die beim Zusammenschluss der Wirbelbögen entstehen, werden durch Aufeinanderreihen der Wirbelkörper zum Wirbelkanal. Besondere Bänderzüge sind an der Innenauskleidung des Wirbelkanals beteiligt.

Dem Wirbelbogen paarig zugeordnet sind an jeder Seite je zwei mit Gelenkflächen ausgestattete, einander zugewandte Gelenkfortsätze: die Wirbelgelenke (Facettengelenke). Durch diese wird die Verbindung der einzelnen Wirbelkörper untereinander hergestellt. Die Gelenkflächen haben in den einzelnen Wirbelsäulenabschnitten unterschiedliche Stellungen. Dadurch wird dem jeweiligen Bewegungsspielraum der Wirbelsäule Rechnung getragen. Die Gelenkfortsätze selbst werden von einer derben, mit elastischen Fasern versehenen Gelenkkapsel zusammengehalten (Abb. 4 a, s. Seite 20). Die (kleinen) Wirbel- oder Wirbelbogenge-lenke sind bei degenerativen Veränderungen der Bandscheiben wegen ih-rer reichhaltigen Versorgung mit kleinen Nervenendigungen (Schmerz-rezeptoren) für die Entstehung und Unterhaltung bestimmter Schmerz-formen bedeutsam.

Das Zwischenwirbelloch ist ein kurzer Kanal, der von der seitlichen Hin-terfläche des Wirbelkörpers, dem oberen und unteren Gelenkfortsatz zweier benachbarter Wirbel und einem Teil der Bandscheibe begrenzt wird (Abb. 2 und 4 a). Die Höhe der Bandscheibe beeinflusst die Größe des Zwischenwirbellochs und damit die Weite des kleinen Kanals. Dadurch kann es in Verbindung mit knöchernen Neubildungen an den benach-barten Wirbelkörperbereichen, infolge krankhafter Vorgänge an den Ge-lenkanteilen, durch Reizung kleiner Nerven und durch Druck der hier den Wirbelkanal verlassenden Nervenwurzeln zu Schmerzen kommen.

Die Rumpfmuskulatur als Stützkorsett

Am Rücken laufen zwei kräftige Muskelzüge rechts und links der Wirbel-säule entlang vom Becken bis zum Kopf, die eigentlichen Rückenmus-keln (Abb. 3 a). Diese bestehen aus kürzeren und längeren Muskelfasern, die so aufgebaut sind, dass die einzelnen beweglichen Abschnitte der Wirbelsäule miteinander verstreben und bei Bewegungen mitwirken. Zu-sätzlich finden sich auf dem Rücken flache Muskeln, die überwiegend quer verlaufen und von der Wirbelsäule zum Schultergürtel ziehen. Sie helfen dadurch, die Wirbelsäule zu festigen, z. B. beim Heben von Lasten. Der freie Raum zwischen Becken und Brustkorb vorn und seitlich am Rumpf wird durch die Bauchmuskeln ausgefüllt. Diese sind stark mitei-nander verzahnt (Abb. 3 b).

Ohne Muskeln verlieren wir den Halt

Neben der Aufgabe, die Baucheingeweide zu stützen, bei der Atmung nachzugeben und das Aufrichten aus liegender Stellung zu ermöglichen, bestimmen diese Bauchmuskeln zusammen mit den Rückenmuskeln die Haltung und wirken bei der Bewegung der Wirbelsäule mit.

Eine gute Stellung der Wirbelsäule wird durch eine richtige Beckenstel-lung erreicht. Für die Balance des Beckens über den Beinen sind die Hüftmuskeln verantwortlich (Abb. 3 c). Das Becken wird fußwärts durch die Beckenbodenmuskulatur abgeschlossen.

Das für den Menschen typische aufrechte Gehen und Stehen wird von der knöchernen Wirbelsäule mit ihren besonderen Krümmungen in enger Verbindung mit der Muskulatur ermöglicht. Erkrankungen und Störungen im Zusammenspiel der einzelnen Muskelgruppen führen zu einer Veränderung und Verschlechterung der Haltung beim Menschen. Eine Fehlbelastung der Wirbelsäule ist die Folge. Änderungen im Zusammenwirken der Muskulatur, verursacht durch zu schlaffe Muskulatur, bieten der Wirbelsäule zu wenig Halt. Aber auch eine zu stark gespannte Muskulatur, die nicht mehr nachgiebig genug ist, kann Funktionsstörungen hervorrufen.

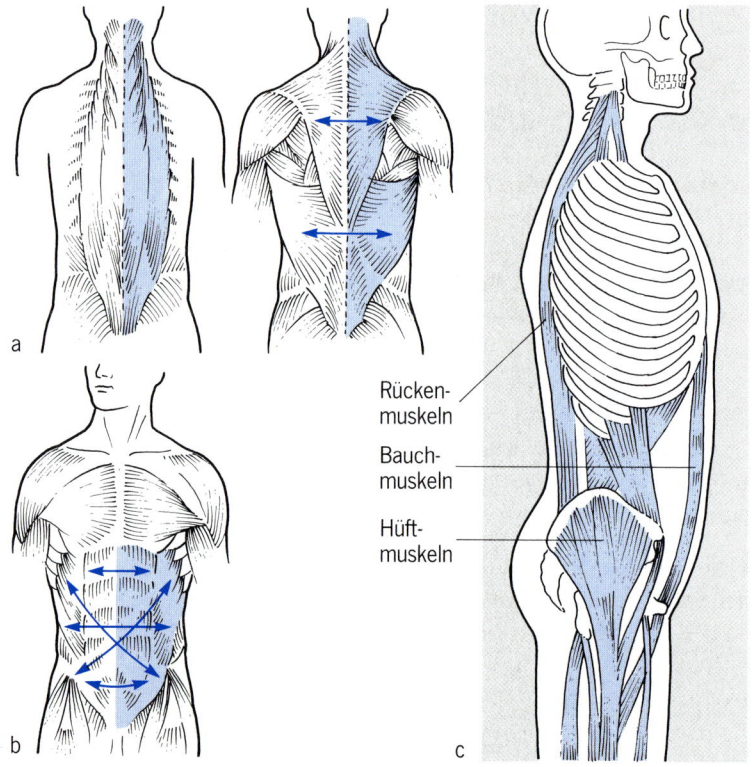

Abb. 3: a) Muskelzüge hinten (schematisch); b) Muskelzüge vorn (schematisch); c) Muskelzüge seitlich rechts (schematisch)

Rückenmark und Nerven im Schutz der Wirbelsäule

Das Rückenmark ist Teil des zentralen Nervensystems und muss als Fortsetzung des Gehirns angesehen werden. So wie das Gehirn vom knöchernen Schädel schützend umschlossen wird, so erhält das Rückenmark seinen Schutz durch den knöchernen Wirbelkanal. Von seiner Hinter- und Vorderseite gehen Nervenfasern aus, die, zu Bündeln zusammengeschlossen, die Nervenwurzeln bilden. Diese werden ebenso wie das Gehirn und das Rückenmark von einer harten Haut (Dura mater) umhüllt (Abb. 4 a und b).

Das gesamte zentrale Nervensystem, nämlich das Gehirn, das Rückenmark und die von ihm abgehenden Nervenfasern, wird von einer Flüssigkeit umspült, dem Nervenwasser (Liquor cerebrospinalis). Dieser Flüssigkeitsmantel bietet eine zusätzliche Sicherung gegen äußere Gewalteinwirkung.

Da das Rückenmark kürzer ist als die Wirbelsäule, treten die acht Nervenwurzeln (C_{1-8}) im Bereich der Halswirbelsäule mehr waagerecht, die zwölf Nervenwurzeln (T_{1-12}) im Brustwirbelsäulenbereich schräg, die fünf Nervenwurzeln (L_{1-5}) im Bereich der Lendenwirbelsäule und die fünf Sakralwurzeln (S_{1-5}) im Kreuzbeinbereich beinahe senkrecht nach unten aus, also weitaus tiefer, als es ihrem Ursprungsort im Rückenmark entspricht (Abb. 4 c). Das Rückenmark endet beim erwachsenen Menschen in Höhe des 2. Lendenwirbelkörpers. Im Gegensatz zum Hals- und Brustwirbelkanal wird der größte Teil des Lendenwirbelkanals daher nur noch, ähnlich einem Pferdeschwanz, von Nervenfasern (»Cauda equina«) und Nervenwasser ausgefüllt.

Die Nervenwurzeln verlassen den Wirbelkanal durch die beschriebenen seitlichen Öffnungen, die Zwischenwirbellöcher (Abb. 4 a und 5 a). Außerhalb des Wirbelkanals bilden die einzelnen Nervenwurzeln Geflechte, aus denen der eigentliche periphere Nerv hervorgeht. Als Beispiel wird der Beinnerv (Nervus ischiadicus oder Ischias) erwähnt, der sich aus den Lenden- und Sakralnervenwurzeln L_4 bis S_3 zusammensetzt (Abb. 4 c).

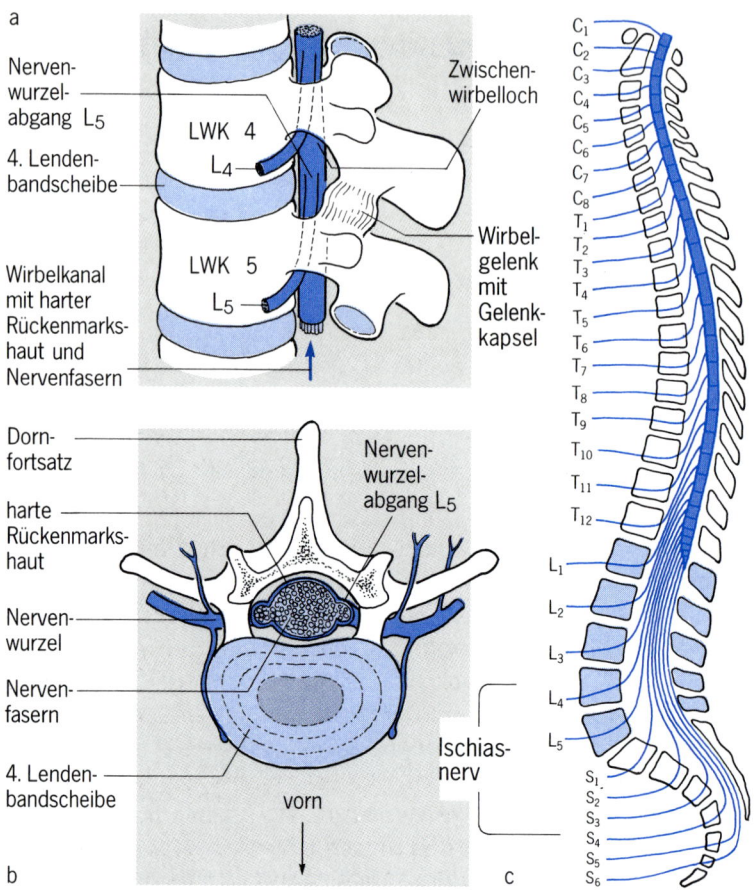

a

Nerven-
wurzel-
abgang L5

4. Lenden-
bandscheibe

LWK 4
L4

LWK 5
L5

Wirbelkanal
mit harter
Rückenmarks-
haut und
Nervenfasern

Zwischen-
wirbelloch

Wirbel-
gelenk
mit
Gelenk-
kapsel

Dorn-
fortsatz

harte
Rückenmarks-
haut

Nerven-
wurzel

Nerven-
fasern

4. Lenden-
bandscheibe

Nerven-
wurzel-
abgang L5

vorn

Ischias-
nerv

b

c

C1
C2
C3
C4
C5
C6
C7
C8
T1
T2
T3
T4
T5
T6
T7
T8
T9
T10
T11
T12
L1
L2
L3
L4
L5
S1
S2
S3
S4
S5
S6

Abb. 4: a) Lagebeziehung und Verlauf einer Nervenwurzel (am Beispiel L_5) in Bezug zur Bandscheibe und zum Zwischenwirbelloch (Ansicht von links seitlich) (LWK = Lendenwirbelkörper)
b) Lendenwirbel in der Aufsicht mit Lendenbandscheibe in Beziehung zu Nervenwurzel und Nervenfasern
c) Rückenmark und Nervenwurzelaustritt (Ansicht von links seitlich; C = Hals-, T = Brust-, L = Lendenwirbelsäulen- und S = Sakralbereich [Kreuzbein])

Die Bandscheibe (Zwischenwirbelscheibe) als Stoßdämpfer

Die menschliche Wirbelsäule verdankt ihre Beweglichkeit hauptsächlich den Bandscheiben, die zwischen je zwei Wirbelkörpern eingeschaltet sind und daher auch Zwischenwirbelscheiben genannt werden. Über knorpelige Deckplatten stehen die Bandscheiben in enger Verbindung mit den Wirbelkörpern.

Die Zwischenwirbelscheibe hat, wie der Name besagt, die Form einer Scheibe (Discus). An ihr unterscheidet man einen äußeren sehnigstraffen bindegewebigen Gürtel (Faserring, Anulus fibrosus) und eine im Inneren gelegene gallertartige Masse (Gallertkern, Nucleus pulposus). Der Faserring wird zusätzlich durch entgegengesetzt verlaufende Faseranteile verstärkt (Abb. 5 a).

Da es zwischen dem 1. und dem 2. Halswirbelkörper keine Bandscheibe gibt, hat der Mensch sechs Hals-, zwölf Brust- und fünf Lendenbandscheiben. Kreuz- und Steißbein haben gewöhnlich keine Bandscheiben und sind verknöchert. Die Zwischenwirbelscheiben werden nach den über ihnen gelegenen Wirbelkörpern gezählt. Am Beispiel der Lendenwirbelsäule liegt die fünfte Lendenbandscheibe demnach zwischen dem fünften Lendenwirbelkörper und dem Kreuzbein. Besteht zwischen der Lendenwirbelsäule und dem Kreuzbein eine Übergangsstörung (s. S. 12 und 13), spricht man vom letzten, vorletzten, drittletzten usw. Bandscheiben- oder Zwischenwirbelraum. Diese Sprachregelung hat sich im Hinblick auf die zweifelsfreie Festlegung der Schädigungshöhe vor einer operativen Behandlung bewährt.

Die ungestörte Funktion der Zwischenwirbelscheibe ist abhängig von der Unversehrtheit des Bandscheibengewebes. Nur in einer gesunden Zwischenwirbelscheibe kann die notwendige druckabhängige Flüssigkeitsverschiebung stattfinden. Vor allem sind es biochemische, physikalische und mechanische Bedingungen, die der Bandscheibe ihre Aufgabe als »Stoßdämpfer« der Wirbelsäulenbewegung erleichtern (s. auch S. 25).

Die Zwischenwirbelscheibe dient ähnlich einem Wasserkissen dazu, Erschütterungen der Wirbelsäule aufzufangen und das Bewegungsausmaß zu bestimmen.

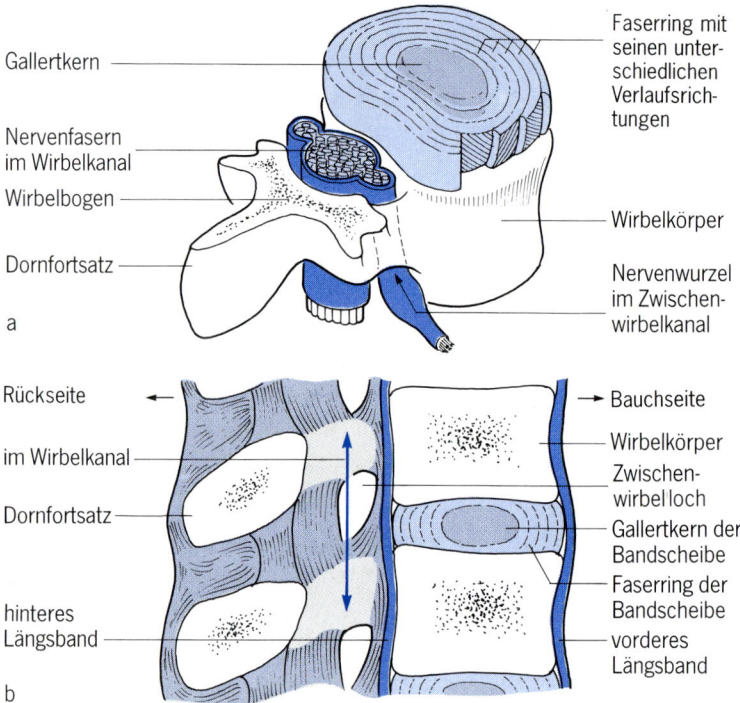

Gallertkern

Nervenfasern im Wirbelkanal

Wirbelbogen

Dornfortsatz

a

Faserring mit seinen unterschiedlichen Verlaufsrichtungen

Wirbelkörper

Nervenwurzel im Zwischenwirbelkanal

Rückseite

im Wirbelkanal

Dornfortsatz

hinteres Längsband

b

Bauchseite

Wirbelkörper

Zwischenwirbelloch

Gallertkern der Bandscheibe

Faserring der Bandscheibe

vorderes Längsband

Abb. 5: a) Bandscheibe mit Faserring und Gallertkern dem Wirbelkörper aufliegend in Bezug zu Nervenfasern und Nervenwurzel (Aufsicht von schräg hinten rechts); b) Bandscheibe in Ruhe bei aufrechter Körperhaltung (Wirbelsäulenabschnitt längs halbiert)

Lange, von oben nach unten an den Wirbelkörperhinter- und vorderkanten verlaufende derbe Bänder (hinteres und vorderes Längsband) sorgen für eine zusätzliche Stabilisierung des Bewegungsausmaßes der belasteten Bandscheiben (Abb. 5 b).

Natürlich handelt es sich dabei um ein weitaus komplizierteres Funktionssystem, als an dieser Stelle geschildert werden kann. Für das Verständnis krankhafter Vorgänge reicht die vorliegende Beschreibung jedoch zunächst aus.

Die Auswirkungen von Veränderungen der Bandscheiben auf das Nervensystem lassen sich erahnen, wenn man sich die räumliche Nähe der Bandscheiben zum Rückenmark und, im Lendenwirbelsäulenbereich, zu den im Wirbelkanal verlaufenden Nervenfasern und austretenden Nervenwurzeln klar macht (Abb. 4 b und 5 a).

Für die Schmerzübertragung bei Erkrankungen der Wirbelsäule und der Bandscheiben ist ein umfangreiches System feiner Nerven verantwortlich. Diese ziehen zu den Wirbelkörpern, versorgen die Wirbelgelenke, verzweigen sich in den Bändern und reichen an die Bandscheiben heran.

Die Funktionsweise (Biomechanik) der Wirbelsäule und der Bandscheibe

Erkrankungen des Haltungs- und Bewegungsapparates sind die häufigsten Begründungen für Krankschreibungen. Rund 60 % aller Patienten in einer orthopädischen Praxis kommen wegen Wirbelsäulenbeschwerden. Besonders bedenklich ist die Tatsache, dass jeder dritte Patient, der wegen Rückenbeschwerden einen Arzt aufsucht, zwischen 30 und 55 Jahren alt ist und dass immer mehr jüngere Menschen betroffen sind.

Was aber ist die Ursache für diese Beschwerden? Der Grund ist in der fernen Vergangenheit des Menschen zu suchen: Vor über fünf Millionen Jahren gingen unsere Urahnen dazu über, zwei statt vier Beine zum Gehen zu benutzen. Das musste zwangsläufig zu einer Änderung der Belastung der Wirbelsäule und damit zu geänderten biomechanischen Verhältnissen führen.

Die Kraftverteilung beim Vierfüßler erfolgt parallel zur Bandscheibenlängsachse. Wird der Bau der Wirbelsäule ins Technische übertragen, lässt sich die Kraftverteilung vereinfacht wie eine Brückenkonstruktion darstellen (Abb. 6). Die Brückenpfeiler sind die Vorder- und Hinterbeine, die Wirbelsäule wird nur durch ihr Eigengewicht, den Brustkorb und die Weichteile belastet.

Gleichgewicht ist keine Selbstverständlichkeit

Anders verhält es sich beim Stehen auf zwei Beinen. Hier stützt sich die Wirbelsäule auf dem Becken und der unteren Körperhälfte ab. Die Kräfte wirken senkrecht zum Bandscheibenzwischenraum, und die Wirbelsäule hat jetzt nicht nur ihr Eigengewicht, den Brustkorb und die Weichteile zu tragen, sondern es kommen die Halswirbelsäule, der Kopf und die Arme hinzu. Dadurch lasten auf der Wirbelsäule über 30 % mehr Gewicht.

Die Wirbelsäule ist kein starres Gebilde, sondern ähnlich wie eine Kette aus mobilen Abschnitten (Segmenten) aufgebaut. Ihr funktioneller Baustein ist der jeweilige Bewegungsabschnitt, in dessen Mittelpunkt die

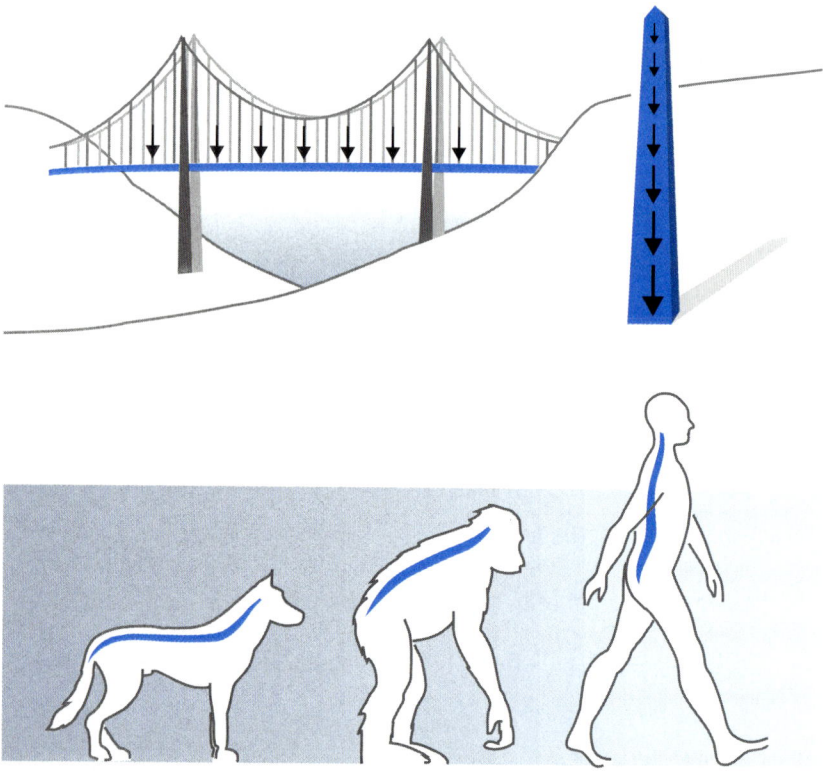

Abb. 6: Beim Vierbeiner verteilt sich die Last des Rumpfes entlang der Wirbelsäule, vergleichbar einer Brücke, die an vielen Tauen aufgehängt ist. Mit dem aufrechten Gang ändert sich die Lastverteilung von der Waagrechten in die Senkrechte: Das Gewicht des Rumpfes lastet vollständig auf dem unteren Ende der Wirbelsäule

Bandscheibe liegt. Dadurch wird die Bedeutung einer gesunden Bandscheibe für die ungestörte Funktion der Wirbelsäule verständlich. Dem einzelnen Bewegungsabschnitt – dem Bewegungssegment – zugeordnet werden die Bandscheibe mit den oben und unten angrenzenden Wirbelkörpern, die Wirbelbogen, die Wirbelgelenke (Gelenkfacetten). Dazu gerechnet werden müssen die in unmittelbarer Umgebung befindlichen Weichteile (Muskeln), die Bandverbindungen, die Nerven und die Gefäße. Die Summe aller Bewegungssegmente bildet die Funktionseinheit der Wirbelsäule. Die Stabilität (Festigkeit) der Wirbelsäule wird – wie bereits erwähnt – über die Muskulatur und die Bandverbindungen gewährleistet.

Der Übergang vom Vierfüßlerstand in den Zweibeinstand machte es erforderlich, die Muskulatur durch intensive Bewegung und körperliche Belastung zu kräftigen. Die Wirbelsäule wäre im Stehen und im Sitzen ohne die Zuggurtungswirkung der Rumpfmuskulatur schwankend (labil). Selbst eine geringe äußere Krafteinwirkung würde ausreichen, um den Oberkörper nach hinten, zur Seite oder nach vorne kippen zu lassen.

Die gegensätzlich wirkenden (antagonistischen) Muskelkräfte durch gleichzeitiges Anspannen der Bauch- und Rückenmuskulatur verhindern Fehlbelastungen, da nur kontrollierte Kleinst(Minimal-)bewegungen der Wirbelsäule stattfinden können. Andererseits sind neben der Körpergewichtskraft die antagonistischen Rumpfmuskelkräfte für die längsachsige (axiale) Belastung der unteren Wirbelsegmente verantwortlich. Ein Anspannen der Muskelgruppen führt zu einer Druckerhöhung in der Bandscheibe.

Achtung: Gift für die Wirbelsäule

Bewegungsmangel, zu langes, zudem häufig nicht richtiges Sitzen im Auto, Büro und vor dem Fernseher, Übergewicht und falsche Bewegungsmuster tragen folgerichtig dazu bei, dass es durch Fehlbelastung der Bandscheiben zum vorzeitigen Verschleiß der Wirbelsäule kommt.

Um den Alltagsbedürfnissen des Menschen gerecht zu werden, muss das einzelne Bewegungssegment und die Wirbelsäule als Ganzes eine hohe Anpassungsfähigkeit (Flexibilität) aufweisen. Die Bandscheiben und die Wirbelgelenke müssen diese Flexibilität gewährleisten, wobei die Bandscheibe hierbei ähnlich einem Wasserkissen wirkt: Sie fängt Erschütterungen der Wirbelsäule auf und bestimmt das Bewegungsausmaß in Verbindung mit dem Facettengelenk. Ohne das Puffer- und Platzhalter-System »Bandscheibe« könnten sich die Wirbelkörper nicht gegeneinander bewegen, trotz der kleinen Wirbelgelenke, die im Sinne von Scharniergelenken die Wirbelkörper führen. Bei jeder Bewegung der Wirbelsäule werden die Bandscheiben auf Zug, Druck und Drehung (Rotation) unterschiedlich stark beansprucht.

Die in aufrechter Körperhaltung des Menschen auf die gesunde Bandscheibe einwirkenden Ruhekräfte werden durch den Eigendruck des Gallertkerns in einem physiologischen Gleichgewicht gehalten (Abb. 7a). Eine über die normale Ruhespannung hinausgehende senkrechte Belastung der Wirbelsäule führt zu den schon erwähnten Flüssigkeitsverschiebungen und damit zu einer Änderung der Druckverhältnisse in der Bandscheibe. Steigt der Druck in der Bandscheibe (intradiskaler Druck) über einen bestimmten Wert an (800 Newton), so verliert die Bandscheibe an Flüssigkeit. Das führt neben einer längsovalen Verformung des Gallertkerns und des Faserrings zu einer Verkleinerung des Zwischenwirbelraumes (Abb. 7 b).

Wird die Wirbelsäule nach vorne geneigt, verschiebt sich das Bandscheibengewebe. Dabei kommt es zu einer Anspannung der hinteren Fasern und damit Abflachung der Bandscheibenvorwölbung, wobei sich der obere Wirbelkörper gegen den unteren schiebt (Abb. 7 c).

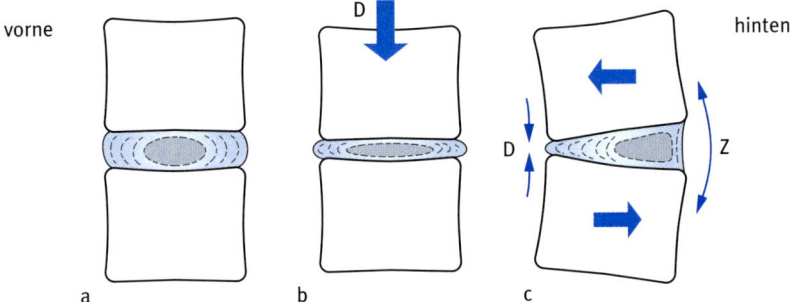

Abb. 7: Veränderung der Bandscheibe bei unterschiedlichen Belastungsformen
a) keine Belastung, b) gleichmäßige Belastung beim Stehen, c) einseitige Belastung
z. B. beim Bücken (D = Druck-, Z = Zugbelastung)

Sinkt der Druck unter einen bestimmten Wert (700 Newton), erfolgt ein Flüssigkeitseinstrom (Hydratation), die Bandscheibe nimmt Flüssigkeit auf, der Zwischenwirbelraum erhöht sich. Das ist im Liegen der Fall. Aus diesem Grund ist der Mensch nach dem Schlaf morgens länger als abends. Die absolute Minderung der Körperlänge während des Tages beträgt nach Messungen durchschnittlich 17,6 mm. Die Abnahme in den ersten drei Morgenstunden macht bereits 2/3 des Längenverlustes aus.

Eine Stunde Entlastung der Wirbelsäule in Rückenlage bewirkt eine Zunahme der Körperlänge von etwa 4,5 mm (Abb. 8).

Wird Zug auf die Wirbelsäule ausgeübt, so kommt es ebenfalls zu einer Flüssigkeitsvermehrung in der Bandscheibe. Nach Untersuchungen bewirken zehn Minuten Zug eine Längenzunahme von etwa 4,8 mm in der

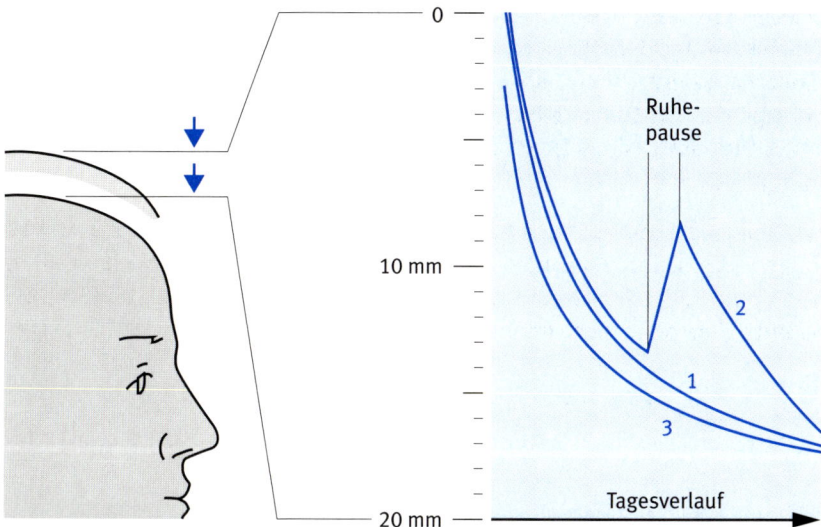

Abb. 8: Höhenverlust der Bandscheiben im Laufe des Tages
1) normale Belastung während des Tages, 2) nach einer Stunde in Rückenlage hat die Bandscheibe wieder deutlich an Höhe gewonnen, 3) in den Morgenstunden hatte es eine zusätzliche Belastung von 10 Kilogramm gegeben (nach Junghanns)

Lendenwirbelsäule. Zur Normalisierung des Druckes gibt die Bandscheibe Flüssigkeit ab. Aus diesem Grund muss eine körperliche Ruhepause im Liegen eingelegt werden, so insbesondere nach Streckbehandlungen der Wirbelsäule.

Zug- und Druckbelastungen sind für die Wirbelsäule allerdings weniger kritisch als Dreh-(Rotations-)Belastungen. Größere, vor allem plötzliche Drehbewegungen und Scherkräfte führen bei anhaltender Überlastung zu Gewebeeinrissen. Die häufigsten Bandscheibenschäden und Wirbelsäulenveränderungen betreffen die untere Lendenwirbelsäule, weil im lumbosakralen Übergangsbereich die höchste Gewichtsbelastung und die größte Rotationsbeanspruchung auf die Bandscheibe wirken. Von Bedeutung ist zudem, dass in diesem Bewegungssegment die Drehachse nicht in der Mitte, sondern außerhalb des Wirbelkörpers liegt.

Falsche Muskelbeanspruchung führt zu Muskelverspannungen. Untersuchungen haben ergeben, dass die dadurch hervorgerufenen unterschiedlichen Druckbelastungen auf die Bandscheiben in Abhängigkeit von der Wirbelsäulenstellung sehr unterschiedlich sind, eine Erkenntnis, die therapeutische Konsequenzen hat. Die Belastung der Bandscheibe im Sitzen mit Rundrücken ist ungleich höher als im Stehen, in gerader Sitzhaltung dagegen deutlich niedriger als im Stehen. Die geringste Druckbelastung besteht in Rückenlage und bei der Stufenbettlagerung. Aufgrund dieser Erkenntnisse wird auf die Einhaltung körperlicher Ruhe bei der Behandlung bandscheibenbedingter Schmerzzustände und auf die richtige Lagerung des Patienten nach der Operation Wert gelegt (Abb. 9).

Belastung der Wirbelsäule in %

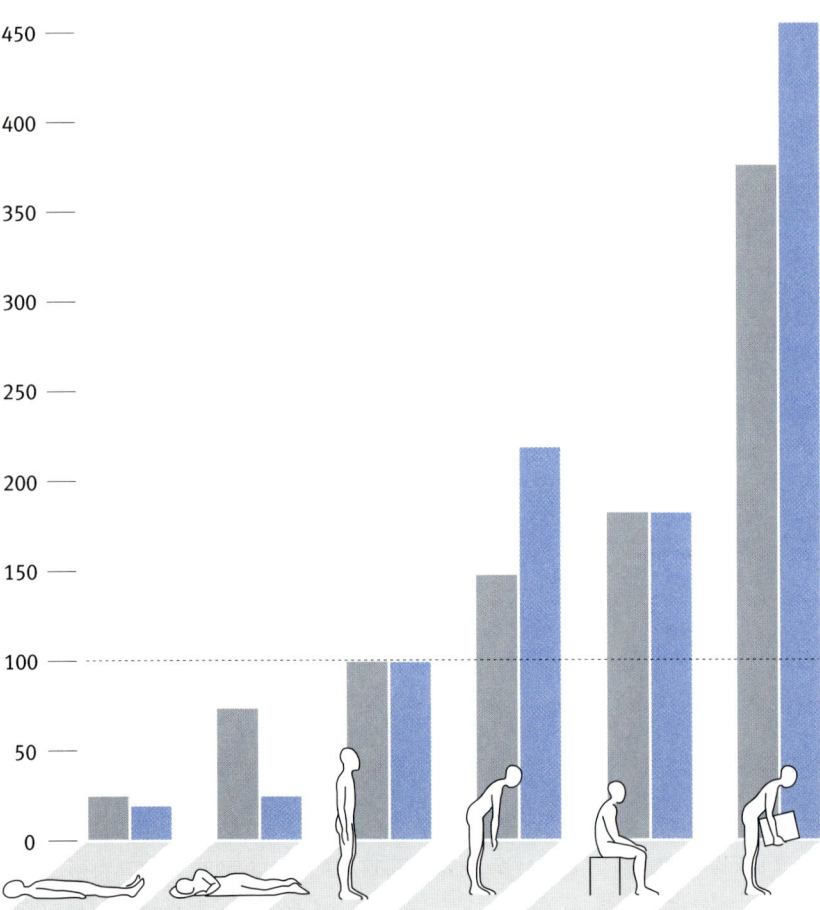

Abb. 9: Relativer Bandscheibeninnendruck in Prozent (ausgehend von 100 Prozent im Stehen) bei verschiedenen Körperhaltungen; die Säulen zeigen die Messungen verschiedener Forschergruppen (grau: Nachemson 1976; blau: Wilke 1997; 1998)

Allein der Muskel- und Bändertonus übt bei entspannter Rückenlage schon einen erheblichen Druck auf die untere Lendenwirbelsäule aus. In Seitlage verdoppelt sich der Wert wegen der Verbiegungen. Wird die Verbindung von Wirbelkörper und Bandscheibe als biomechanisches Modell gesehen, kann die Kraftbelastung im Einzelnen ermittelt werden. So lässt sich das Bewegungssegment vereinfacht als Schere darstellen (Abb. 10).

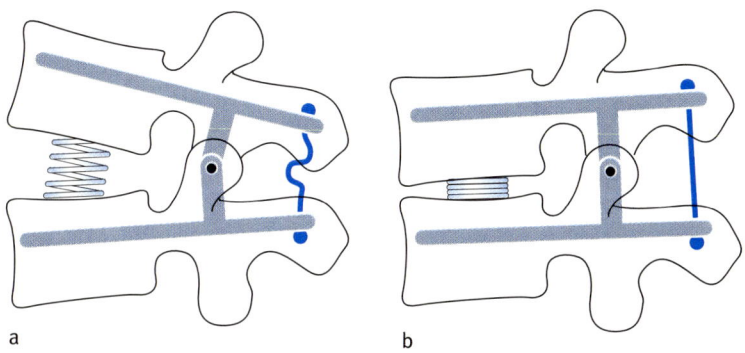

a   b

Abb. 10: Biomechanisches Modell der Lendenwirbelsäule beim Zurückneigen (a) und beim Vorbeugen (b). Man kann sich Druck und Zug dabei wie das Öffnen und Schließen einer Gartenschere vorstellen – angedeutet durch die Zange in den beiden Wirbelkörpern (nach Kapandji)

Der Abstand zwischen Drehpunkt und Rückenmuskulatur ist begrenzt (Griff der Schere). Nach vorne besteht die Möglichkeit der Ausdehnung. So führt eine Gewichtszunahme zu einer Schwerpunktverlagerung bauchwärts (Abb. 11). Anhand dieser Darstellung wird der Einfluss des Übergewichts auf die Wirbelsäule erkennbar und deutlich.

Dadurch lassen sich die Klagen von Frauen über Rückenschmerzen am Ende der Schwangerschaft erklären. Die ohnehin oft untrainierte Rückenmuskulatur ist überfordert, da der hintere Hebelarm gleich bleibend ist, der vordere jedoch größer wird. Mit dieser Erkenntnis lässt sich bei Schmerzen die Notwendigkeit eines besonderen Kräftetrainings der Rückenmuskulatur in der Schwangerschaft begründen.

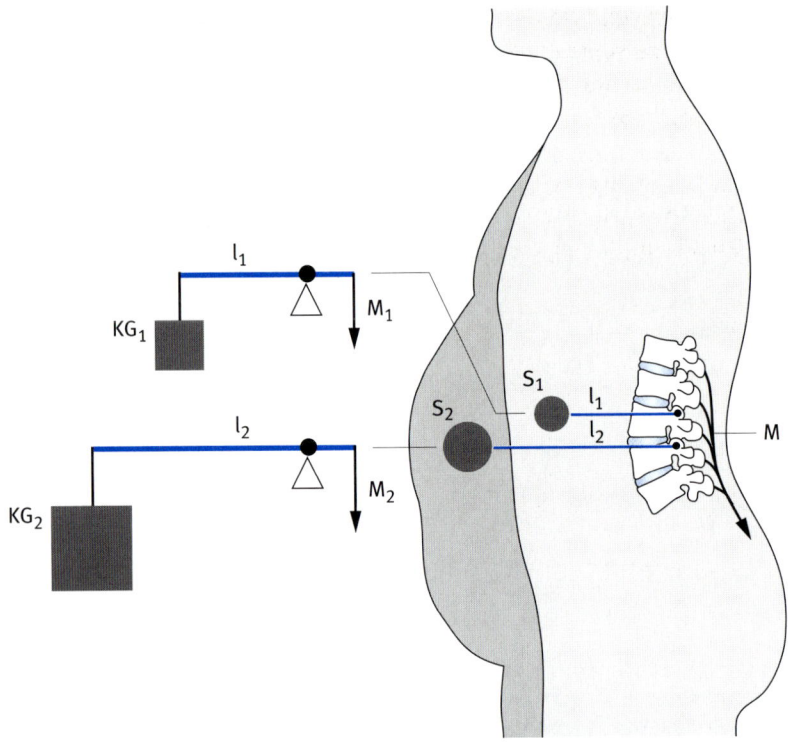

Abb. 11: Bei Übergewicht verlagert sich der Schwerpunkt des Körpers von S_1 nach S_2; der Ansatz der Muskelkraft (M) bleibt jedoch gleich. Sie stellt die Gegenkraft zu der Körpergewichtskraft KG im Schwerpunkt dar. Je länger der Hebelarm l ist, desto mehr Muskelkraft M ist zum Ausgleich der Körpergewichtskraft KG erforderlich (wie bei einer Wippe).

Eine gekräftigte Muskulatur entlastet die Bandscheiben

Neben der Rückenmuskulatur muss auch die Bauchmuskulatur gekräftigt werden. Das Anspannen der Bauchmuskulatur führt zu einer Verminderung des Drucks auf die Bandscheibe. Der luft- und flüssigkeitsgefüllte Ballon des Bauches wirkt wie eine Feder, die das Zwerchfell zum Becken hin abstützt. Durch die so zusammengepressten Eingeweide kann die Bandscheibe im Übergang von Lendenwirbelsäule zum Kreuzbein bis zu 30 % des auf ihr wirkenden Drucks entlastet werden. Häufig verordnete Leibmieder erhöhen dadurch, dass sie den Körper umfassen, ebenfalls den Druck im Bauchraum und führen damit zu einer Entlastung der Wirbelsäule. Bei jeder Verordnung orthopädischer Hilfsmittel (Korsett, Orthese) mit dem Ziel, eine Ruhigstellung (Stabilisierung) der Lendenwirbelsäule zu erreichen, ist zu bedenken, dass die Muskulatur dadurch geringer beansprucht wird und somit eine Schwächung erfährt.

Solange daher noch ein sinnvoller Muskelaufbau erzielt werden kann – und dies ist bis ins hohe Alter möglich –, sollte man versuchen, dieses Ziel durch Training zu erreichen.

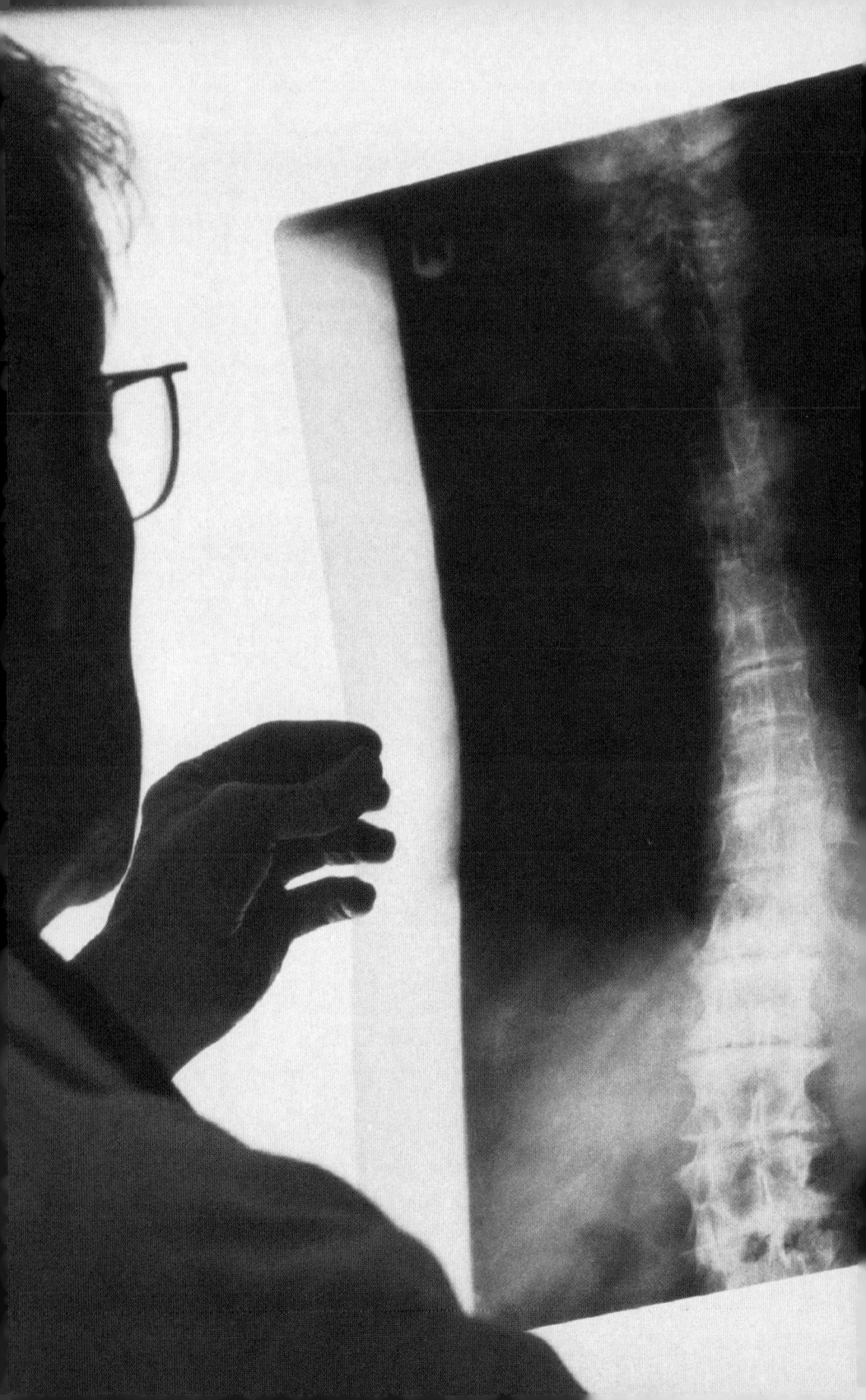

Bandscheiben-erkrankungen

Gesunde Bandscheiben ermöglichen Flexibilität (Beweglichkeit) und Anpassungsfähigkeit der Wirbelsäule an ihre täglichen Belastungen. Ein im Laufe unseres Lebens einsetzender natürlicher Verschleiß der Bandscheiben führt zu Ermüdungserscheinungen der Wirbelsäule. Krankhafte Veränderungen der Bandscheibe dagegen beeinträchtigen die Funktion der Wirbelsäule und die Lebensqualität des Betroffenen. Die Auswirkungen der verschiedenen Stufen einer Erkrankung der Bandscheiben mit den typischen Kreuz- (»Hexenschuss«) und Beinschmerzen (»Ischias«) finden Sie in diesem Kapitel beschrieben.

Bandscheibenveränderungen ohne oder nur mit zeitweiligen Beschwerden

Es ist nunmehr verständlich geworden, warum die Leistungsfähigkeit der Wirbelsäule von der Funktionstüchtigkeit der einzelnen Bewegungsabschnitte, den Bewegungssegmenten, abhängt. Obwohl die Bandscheibe ein hochelastisches, anpassungsfähiges biomechanisches Gefüge ist, führen die ständigen Zug-Druck-Rotation-Wechselbelastungen auf den Faserring zu Ermüdungserscheinungen und verursachen kleinste Risse im Bandscheibengewebe.

Bandscheibenverschleiß (Degeneration)

Begünstigt wird dieser Vorgang dadurch, dass normalerweise die Umwandlungsprozesse der Bandscheiben schon vor dem 20. Lebensjahr einsetzen. Dabei handelt es sich um Rückbildungsvorgänge, bei denen das Bandscheibengewebe – und vor allem der Gallertkern – zunehmend Flüssigkeit verliert. Diese Vorgänge sind nicht krankhaft und kommen bei allen Menschen vor.

Unter besonderen inneren und äußeren Bedingungen kommt es zu Riss- und Spaltbildungen, die Bandscheibe schrumpft, vergleichbar eingetrocknetem Lehm. Dieser in seinen Einzelheiten sehr schwer verständliche physikalische und chemische Alterungsprozess führt zu einem Verlust der normalen (physiologischen) Eigenschaften der Bandscheibe: Sie wird unelastisch und kann ihre Funktion als Puffer der Wirbelsäulenbewegungen immer weniger erfüllen. Verteilen sich bei normaler, regelrechter Bandscheibenfunktion in den jüngeren Lebensjahren die Druck- und Zugkräfte des Gallertkerns gleichmäßig auf den Faserring, so wird dieses Kräftespiel gestört, wenn die Bandscheibe ihre Elastizität mit zunehmendem Lebensalter einbüßt. Durch die fortschreitende Gewebsveränderung kann es zu einer vollständigen Einbuße der Kräfte auffangenden und Kräfte verteilenden Eigenschaften der Bandscheibe kommen. Die Bandscheibe entartet und degeneriert. Diesen Zustand kann man mit einem platten Autoreifen vergleichen. Neben »schicksalsmäßigen« Gewebsveränderungen der Bandscheibe durch Verschleiß und Zermürbung können auch von außen auf die Zwischenwirbelscheibe einwirkende Fehlbelastungen die Funktionstüchtigkeit beeinträchtigen, so z.B. bei Störungen der Festigkeit in den Wirbelbögen (Spaltbildung [Spondylolyse]; Wirbelgleiten [Spondylolisthesis]).

Auf Röntgenbildern erkennt man die beginnende Bandscheibendegeneration infolge Gewebealterung und Verlust des Wasserbindungsvermögens an einer Verminderung des Zwischenwirbelraumes. Bei weiter fortschreitenden Veränderungen findet sich darüber hinaus an den Wirbelkörperrändern eine knöcherne Verdichtung (Osteochondrose). Daneben können sich stärker ausgeprägte Randwulstbildungen an den Wirbelkörpern (Osteophyten) und an den Wirbelkörpervorderkanten ausbilden, etwa an der Stelle, wo sich das vordere Längsband vom Wirbelkörper abhebt und den Zwischenwirbelraum überspannt (Spondylosis deformans). Knochen bildende Reaktionen an den Rändern der kleinen Wirbelgelenke (Spondylarthrose) lassen sich computertomographisch am besten nachweisen (s. auch Abb. 5b, S. 22 u. Abb. 18, S. 49).

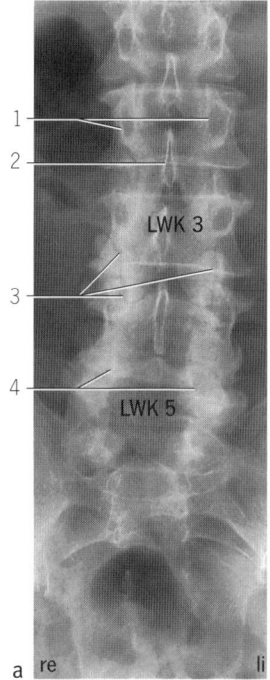
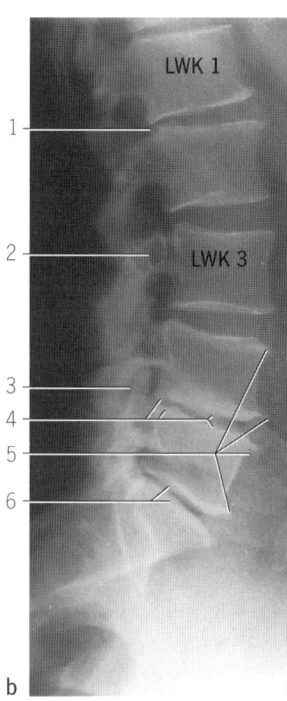

Abb. 12:
Röntgen-Übersichts-aufnahmen einer degenerativ veränderten Lendenwirbelsäule in der Aufsicht (a), von der Seite (b): Osteochondrose, Spondylarthrose und Spondylosis deformans

a) 1 – Wirbelbogenfüße LWK 2; 2 – Dornfortsatz LWK 2; 3 – deutliche Spondylarthrose LWK 3/4 beidseits (rechts betont); 4 – Spondylarthrose LWK 4/5
b) 1 – Rückwärtsverschiebung (Retrolisthesis) des LWK 1; 2 – schräg getroffener Bogenfuß LWK 3; 3 – Spondylarthrose LWK 4/5; 4 – Osteochondrose mit Verschmälerung des Zwischenwirbelraumes LWK 4/5; 5 – Spondylosis deformans LWK 4 und LWK 5; 6 – schwere Osteochondrose lumbosakral

Die röntgenologischen, computertomographischen und in der MRT (Magnet-Resonanz-Tomographie) nachweisbaren Zeichen einer Bandscheibendegeneration haben für sich genommen keinen Krankheitswert. Den erhalten die mit Hilfe bildgebender Verfahren sichtbar gemachten Bandscheibenveränderungen erst dann, wenn sich Beschwerden einstellen, die der ärztlichen Behandlung bedürfen.

Bandscheibenverlagerung

Die beschriebenen Riss- und Spaltbildungen in der Bandscheibe sind Voraussetzung dafür, dass sich der Gallertkern und Faserringanteile verlagern können (Abb. 13 a). Es kann dann entweder zu einer Bandscheibenvorwölbung (Protrusio) oder zu einem Bandscheibenvorfall (Prolaps) kommen.

Bandscheibenvorfälle sind selten Vorfälle des Gallertkerns alleine; meist handelt es sich um zerrissene degenerative Teile des Faserrings.

Ist der äußere Faserring noch im Zusammenhang erhalten und wird er durch das gelockerte und in ihn eingedrungene Gewebe des Gallertkerns vorgetrieben, so spricht man von einer Vorwölbung der Bandscheibe (Abb. 13 b).

Der funktionstüchtige Gallertkern und der erhaltene Faserring verleihen der Bandscheibe ja ihre Eigenschaft, wie ein Wasserkissen zu wirken; ist aber der Faserring zerstört und lassen Gallertkern und Faserring keine eigentliche Unterscheidung mehr erkennen, sondern besteht die Bandscheibe aus mehr oder minder weichem degenerierten Knorpel, hat sie keine Innenspannung mehr. Die Bandscheibe »walkt« dann wie ein halb aufgepumpter Reifen und wölbt sich vor. Mit Hilfe bildgebender Verfahren lassen sich diese Vorwölbungen nachweisen (MRT; sp[inale] CT).

Ist auch der äußere Faserring eingerissen, so kommt es zu einem Bandscheibenvorfall. Die Austrittsrichtung ist entweder nach hinten seitlich (Abb. 13 c) oder nach hinten zur Mitte (Abb. 13 d). So wie ein Autoreifen mit zu wenig Luftdruck unter Belastung plötzlich in Stücke zerreißen kann, so ist dies auch bei der degenerierten Bandscheibe: Sie kann in Teilen abgestoßen werden. Man spricht dann von einem sequestrierten Bandscheibenvorfall. Bandscheibensequester können entweder unter dem hinteren Längsband liegen und dieses in den Wirbelkanal vortreiben, das hintere Längsband durchbrechen und dann in den Wirbelkanal hineinragen, oder sie werden frei im Wirbelkanal angetroffen.

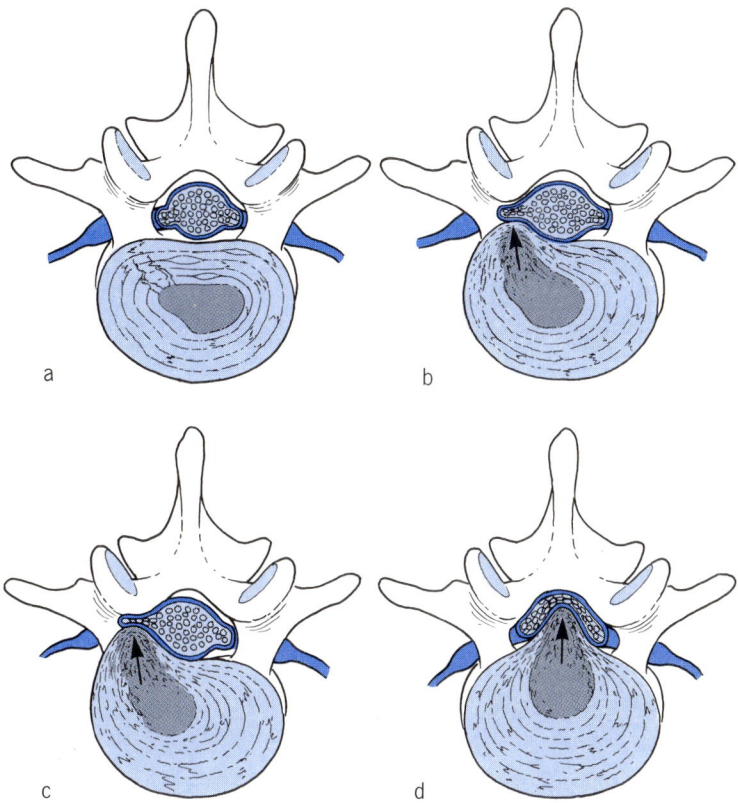

Abb. 13: a) Riss- und Spaltbildung der Bandscheibe als Voraussetzung für eine Band-scheibenverlagerung; b) einseitige (laterale) Bandscheibenvorwölbung links mit Druck auf die Nervenwurzel (rückbildungsfähig); c) einseitiger (lateraler) Bandschei-benvorfall links; d) Bandscheibenvorfall nach hinten zur Mitte (medialer Bandschei-benvorfall)

Wenn der Schmerz von allein wieder verschwindet

Gewebliche Umbauvorgänge ermöglichen in Ausnahmefällen eine Festi-gung (= Fibrosierung) krankhaft veränderter Bandscheiben. Dann kön-nen sich nicht nur Rückenbeschwerden, sondern auch Beinschmerzen bessern oder verschwinden. Die Rückbildungstendenz von Schmerzzu-ständen ist abhängig von der Schwere der Riss- und Spaltbildungen, von dem Ausmaß der Vortreibung bzw. der Größe und Richtung der Abspren-gung von Bandscheibengewebsanteilen. Die »echte« Selbstausheilung ist allerdings ein sehr seltenes Ereignis.

Die klinische Unterscheidung zwischen einer Bandscheibenvorwölbung und einem Bandscheibenvorfall ist schwierig zu treffen. Im Hinblick auf die Behandlungsstrategie sollte jedoch versucht werden, eine Differenzierung zu erreichen; denn eine Bandscheibenvorwölbung kann sich auch spontan zurückbilden. Daher wird eine Vorwölbung der Bandscheibe nur in besonders gelagerten Ausnahmefällen operiert, z. B. die harte, unbewegliche (fixierte) jugendliche Bandscheibenprotrusion mit therapieresistenten Schmerzen. Es gibt aber auch Berichte von »echten« radiologisch gesicherten Bandscheibenvorfällen, bei denen eine spontane Schmerzbesserung eintrat, zum Beispiel von Patienten, die längere Zeit auf den Operationstermin warten mussten. Da ein schmerzfreier Patient ohne oder mit nur unwesentlichen neurologischen Störungen nicht operiert werden soll, steht der Arzt nun vor dem Problem, einem Patienten erklären zu müssen, dass die Operation abgesagt werden muss, obwohl die bildgebenden Verfahren (CT; MRT) »eindeutig« einen Bandscheibenvorfall zeigen, den man noch vor kurzer Zeit für operationsnotwendig gehalten hat.

Das Problem dieser scheinbaren »Selbstausheilung« stellt sich deshalb, weil das subjektive Empfinden des Patienten nicht immer mit den objektiv vorhandenen und dargestellten Befunden übereinstimmt. Es kommt sehr darauf an, ob und wie die empfindliche (irritable) Nervenwurzel von dem verlagerten Bandscheibengewebe gereizt bzw. komprimiert wird. Die bildgebenden Verfahren deuten krankhafte Befunde an, die dem Arzt Vermutungen nahe legen, das Befinden des Patienten aber ist Ausdruck der wirklichen, d.h. der wirkenden Kompression des verlagerten Bandscheibengewebes. Ist der Patient schmerzfrei, fühlt er sich subjektiv gesund und bestehen keine schwer wiegenden Lähmungen, kann trotz des radiologisch »objektiv« nachgewiesenen Bandscheibenvorfalls davon ausgegangen werden, dass eben keine schmerzauslösende, bandscheibenbedingte Raumforderung im Wirbelkanal vorliegt. Der Grund kann darin liegen, dass das vorverlagerte Bandscheibengewebe spontan oder mittels physiotherapeutischer Anwendungen schrumpft und sich zurückverlagert; entweder durch Flüssigkeitsverlust (Dehydratation) oder durch enzymatische Anstauung und Auflösung. In diesen Fällen verbietet sich eine Operationsempfehlung.

Einer scheinbaren »Selbstausheilung« zuzurechnen ist auch die Beobachtung, dass sich frei im Wirbelkanal befindliche Bandscheibenteile (Sequester) verlagern können und dann keinen Druck mehr auf die Nervenwurzeln ausüben. Beschwerdefreiheit oder Besserung der Schmerzen ist die Folge.

In Fällen plötzlich einsetzender Schmerzfreiheit muss der Arzt prüfen, ob sich im Zusammenhang mit dem nachlassenden Schmerz eine Lähmung entwickelt hat, welche dann doch zur Operation zwingt (s. S. 44 u. S. 73).

Kreuz- und Beinschmerzen bei krankhaften Bandscheibenveränderungen

Der funktionelle Wandlungsprozess im Bandscheibengewebe hat Auswirkungen auf das Bewegungssegment: auf die Stellung der Wirbelgelenke, auf die Höhe des Zwischenwirbellochs und damit auf die Weite der Nervenwurzelaustrittsöffnung.

Die Riss- und Spaltbildungen der Bandscheibe führen also zu einer Leistungsstörung im Bewegungssegment. Die geweblichen Veränderungen verursachen die Bandscheibenlockerung, die zunächst durch die Rumpfmuskulatur ausgeglichen oder kompensiert wird. Erst wenn die muskulären Leistungsreserven erschöpft sind, kommt es zur Funktionsstörung der Muskulatur. Man spricht dann von Muskelinsuffizienz. Dumpfe, nicht lokalisierbare Ermüdungsschmerzen sind die Folge. Die Beschwerden klingen gewöhnlich in Ruhe ab. Das kann der Beginn einer Erkrankung eines oder mehrerer lumbaler Bewegungssegmente sein. Der Betreffende muss lernen, »wirbelsäulenbewusst« zu leben.

Eine Leistungsstörung im Bewegungsabschnitt kann ebenfalls durch eine Spannungsänderung und eine Volumenschwankung der Bandscheibe hervorgerufen werden. Örtliche oder fortgeleitete Schmerzen sind die Folge. Der Zwischenwirbelabschnitt steht bei normaler Belastung in Mittelstellung. Eine anhaltend starke Wirbelsäulenbelastung hat eine vermehrte Flüssigkeitsabgabe zur Folge. Dadurch wird das Belastungsgleichgewicht des Bewegungssegments gestört (s. S. 40, Abb. 14 a). Durch die krankhafte Volumenverminderung kommt es zu einer Verschmälerung des Spaltes der kleinen Wirbelgelenke und über eine Stauung der Blutgefäße zu einem Druck auf die Nervenwurzel durch Raumbeengung im Zwischenwirbelloch. Neben örtlichen Schmerzen kann es in diesem Stadium zu fortgeleiteten Beinschmerzen kommen. Eine gleichzeitige Bandscheibenvorwölbung verstärkt das Schmerzbild.

Umgekehrt kann es auch bei längerer Entlastung der Wirbelsäule durch übermäßige Flüssigkeitsaufnahme zu Störungen der physiologischen Bandscheibenfunktion kommen. Eine krankhafte Flüssigkeitsaufnahme der Bandscheibe führt dann zu einem Klaffen des Gelenkspaltes und zu einer Dehnung der Gelenkkapsel (Abb. 14 b). Hierdurch lässt sich die vielfach von den Patienten erwähnte morgendliche schmerzhafte Unbeweglichkeit erklären.

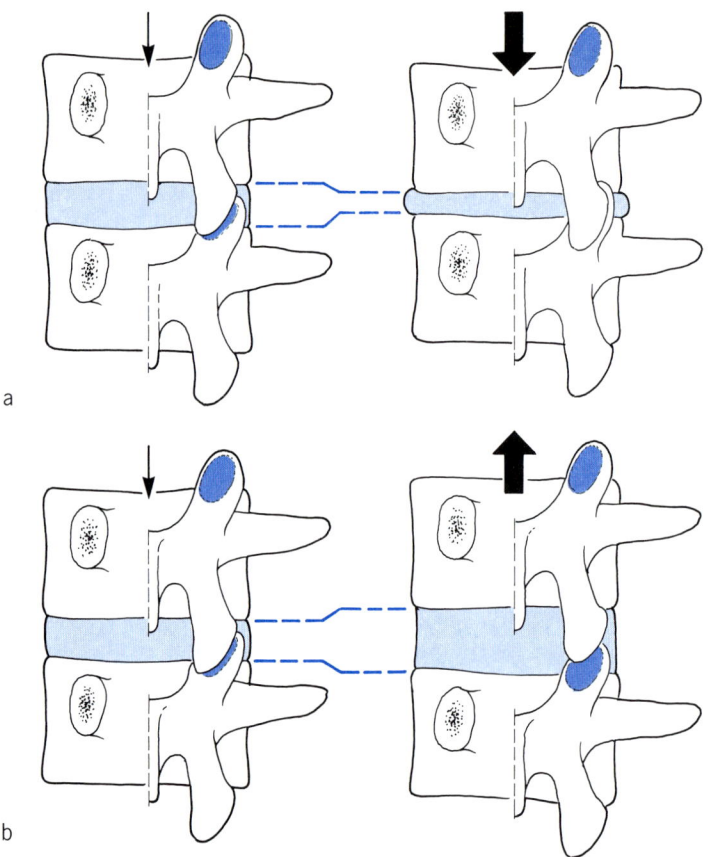

a

b

Abb. 14: a) Zwischenwirbelabschnitt mit kleinem Wirbelgelenk in Mittelstellung bei *normaler Belastung* und bei anhaltend *starker Belastung* der Bandscheibe. Hier Verschmälerung des Zwischenwirbelraumes und des Gelenkspaltes; b) Zwischenwirbelabschnitt mit kleinem Wirbelgelenk in Mittelstellung bei *normaler Belastung* und bei anhaltend *starker Entlastung*. Hier Erweiterung des Zwischenwirbelraumes und des Gelenkspaltes (nach Krämer).

Anlaufschwierigkeiten

Die nach längerer Ruhelage entlastete und aufgetriebene Bandscheibe gerät wieder unter den Muskelzug und wölbt sich vor. Die so verursachten Beschwerden bessern sich oder verschwinden nach körperlicher Bewegung innerhalb weniger Stunden.

Anlauf- und Ruheschmerzen entstehen nach diesem Denkmodell demnach dadurch, dass nach oder während einer durch Ruhe bedingten Dehnphase die Gelenke in ihre alte Mittelstellung zurückgekehrt sind und hierdurch Kapselschmerzen entstehen, da die Gelenkkapsel auf die (chronische) Fehlstellung hin bereits mit einem anatomischen Umbau reagiert hat.

Akute Lumbago (»Hexenschuss«)

- Plötzlich auftretende, blitzartig einschießende lokale Schmerzen im Lendenwirbelsäulenbereich werden volkstümlich als »Hexenschuss« (akute Lumbago) bezeichnet.
- Die gewöhnlich auch zur Brustwirbelsäule ausstrahlenden Schmerzen gehen mit einer Schmerzschonhaltung einher und sind von einem muskulären Hartspann der Rückenmuskulatur und einer erheblichen, schmerzbedingten Beweglichkeitseinschränkung begleitet.
- Neben der häufigsten Ursache, dem Bandscheibenschaden, muss u. a. an entzündliche und tumoröse Ursachen gedacht werden.

Stärkere und länger anhaltende, örtlich genauer bestimmbare Schmerzen zeigen an, dass der degenerative Prozess fortgeschritten ist. Die zerstörte Bandscheibe ermöglicht größere Gelenkausschläge und verursacht damit ein überbewegliches (hypermobiles) Bewegungssegment. Dadurch werden wiederum ins Schmerzhafte gehende Gelenkpositionen ermöglicht, die zu reflektorischen Muskelverspannungen führen. Objektiv findet man eine schmerzhafte Muskelverhärtung und infolgedessen eine schmerzhafte Beweglichkeitseinschränkung der Lendenwirbelsäule. Tritt nach kurzer Ruhezeit keine Besserung ein, so wird ärztliche Beratung notwendig. Die Schmerzzustände können sich über Jahre wiederholen.

Eine Bandscheibenvorwölbung kann durch Druck des vorgetriebenen Faserrings auf die Nervenwurzeln zusätzlich zu Beinschmerzen führen (»Ischias«).

Eine Bandscheibenvorwölbung ist spontan oder nach konservativer Behandlung rückbildungsfähig. Aufgrund der möglichen Rückverlagerung der vorgetriebenen inneren Bandscheibenanteile können sich die durch Nervenwurzeldruck verursachten Beinschmerzen verlieren.

Besondere diagnostische Probleme bereiten in Abhängigkeit von der Körperhaltung auftretende, immer wiederkehrende (chronisch-rezidivierende) »Belastungskreuzschmerzen«, z. B. beim so genannten Facettensyndrom. Hierunter werden lokale und ausstrahlende Schmerzzustände zusammengefasst, die von den lumbalen Wirbelgelenken ausgehen. Typisch sind in Gesäß, Oberschenkel und Leisten (Hoden) ausstrahlende Schmerzen, die nicht wie beim Bandscheibenvorfall dem Versorgungsbereich einer Nervenwurzel entsprechen und daher als pseudoradikulär bezeichnet werden. Ihre Behandlung ist ebenfalls problematisch. Bei Versagen aller konservativen Behandlungsmaßnahmen werden verschiedene operative Verfahren empfohlen (u. a. Denervation; Facettomie; Thermokoagulation).

Bandscheibenvorfall im Bereich der Lendenwirbelsäule

Eine Sonderform der Bandscheibenerkrankung, nicht zuletzt im Hinblick auf die Behandlung, ist der Bandscheibenvorfall im Bereich der Lendenwirbelsäule, lumbaler Bandscheibenvorfall genannt. Die Krankheitsvorgeschichte unterscheidet sich in der Regel nur unwesentlich von der bei Patienten mit einer Bandscheibenvorwölbung.

Hinweise für einen lumbalen Bandscheibenvorfall

- Dauer der Krankheitsvorgeschichte (Anamnese),
- langjährige Rückenschmerzen,
- immer wiederkehrende schmerzfreie Intervalle,
- das Auftreten von ein- oder beidseitigen Beinschmerzen, die auf konservative (nichtoperative) Behandlung nicht ansprechen

Beweglichkeitseinschränkung der Lendenwirbelsäule in Verbindung mit oft

- unerträglichen örtlichen (lokalen) und ausstrahlenden Schmerzen mit
- genauer Angabe über den Verlauf der Schmerzstraße.

All diese Symptome machen die Diagnose wahrscheinlich.

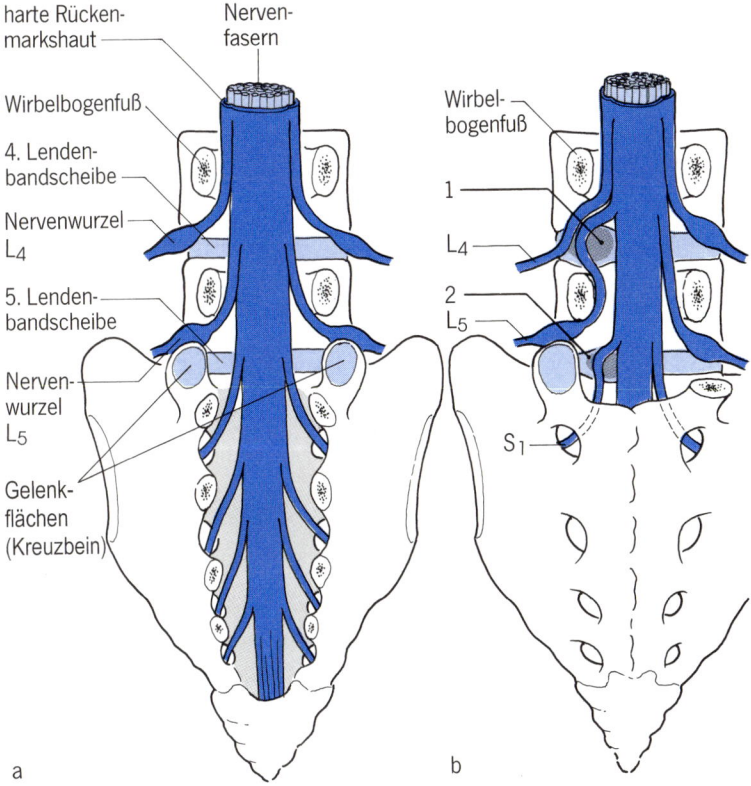

harte Rücken-
markshaut

Nerven-
fasern

Wirbelbogenfuß

4. Lenden-
bandscheibe

Nervenwurzel
L₄

5. Lenden-
bandscheibe

Nerven-
wurzel
L₅

Gelenk-
flächen
(Kreuzbein)

Wirbel-
bogenfuß

1

L₄

2
L₅

S₁

a

b

Abb. 15: a) Normale Lagebeziehung der Nervenwurzeln zu den Bandscheiben. Wirbelbögen und Kreuzbeindach sind abgetragen (Ansicht von hinten)
b) Nervenwurzelschädigung bei Bandscheibenvorfall (1 = Druck auf L_4 und L_5; 2 = Druck auf S_1). Wirbelbögen sind abgetragen (Ansicht von hinten)

Schmerzen und mögliche Ausfallerscheinungen sind abhängig von der Höhe des Gewebedurchbruchs, von seiner Lage und Richtung zum Wirbelkanal und zu den Nervenwurzeln (Abb. 15). Ausfallerscheinungen (Funktionsstörungen) lassen sich durch ärztliche Untersuchung nachweisen. Überwiegend findet sich dabei eine Herabsetzung der Gefühlsempfindung bei Berührung. Eine Muskelschwäche oder ein Ausfall der Bein- und Fußmuskulatur wird von dem Patienten in der Regel selbst erkannt (Stolpern, Hängenbleiben mit dem Fuß, Einknicken im Knie beim Treppensteigen, Absinken in der Hüfte). Die Schwere des Schmerzbildes ist kein Gradmesser für die Größe des abgestoßenen Bandscheibenstücks, des Bandscheibensequesters.

Die Höhe der erkrankten Bandscheibe kann in der Regel durch eine ärztliche (neurologische) Untersuchung anhand der Ausfallerscheinungen bestimmt werden. Wenn beispielsweise die erste Kreuzbein- oder Sakralwurzel (Wurzel S_1) betroffen ist, fällt ein bestimmter Muskeleigenreflex aus, die Gefühlsempfindung kann entlang dem »Generalstreifen« gestört sein (Abb. 16 a), und wenn sich eine Lähmung (Parese) entwickelt hat, ist der Patient nur schwer oder gar nicht mehr in der Lage, auf einem Bein stehend in den Zehenstand zu gehen (Abb. 16 b). Häufiger kommt eine Störung der 5. Lendennervenwurzel mit Schwäche oder Ausfall der Fuß-, Zehen- und Großzehenhebung vor (Abb. 16 c). Eine Schädigung der Nervenwurzeln L_4 und L_3 geht in der Regel mit einer Schwäche im Oberschenkel einher, der betroffene Patient knickt beim Treppensteigen mit dem Knie ein. In gleicher Weise sind charakteristische Ausfallerscheinungen bei Schädigung anderer Nervenwurzeln durch höher gelegene Bandscheibenvorfälle möglich. Es können auch mehrere Nervenwurzeln betroffen sein, am häufigsten kombinierte Störungen der Nervenwurzeln L_5 und S_1.

Wenn sich aufgrund des Drucks des Bandscheibenvorfalls auf eine oder mehrere Nervenwurzeln eine Muskellähmung entwickelt, kann es zu einem Nachlassen der Schmerzen kommen. Diese Erscheinung wird oft fälschlicherweise als Besserung oder als Behandlungserfolg gewertet.

Durch den Bandscheibenvorfall wird die Leitungsfunktion der Nervenwurzel unterbrochen, vergleichbar einem abgeknickten Wasserschlauch, aus dem dann kein Wasser mehr fließen kann. In dieser Phase der Krankheitsentwicklung stellt sich die Frage der Operation.

Störungen beim Wasserlassen und beim Stuhlgang, so genannte Blasen- und Mastdarmstörungen, sind häufig entweder schmerzbedingt oder als Hinweis auf eine beginnende, ernst zu nehmende seltene Störung bestimmter Funktionszentren im Wirbelkanal (Konus-Kauda-Störung) anzusehen. Haben die ärztlichen Untersuchungen ergeben, dass ein Bandscheibenvorfall Ursache dieser schwer wiegenden Befunde ist, muss sofort eine operative Behandlung eingeleitet werden, wenn sie erfolgreich sein soll. Ausfallerscheinungen dieser Art in Verbindung mit Lähmungen bestimmter Gesäßmuskeln (»Watschelgang«) und in den Beinen sind bei entsprechender Krankheitsvorgeschichte gewöhnlich Folge eines medialen Bandscheibenvorfalls (s. Abb. 13 d, S. 37).

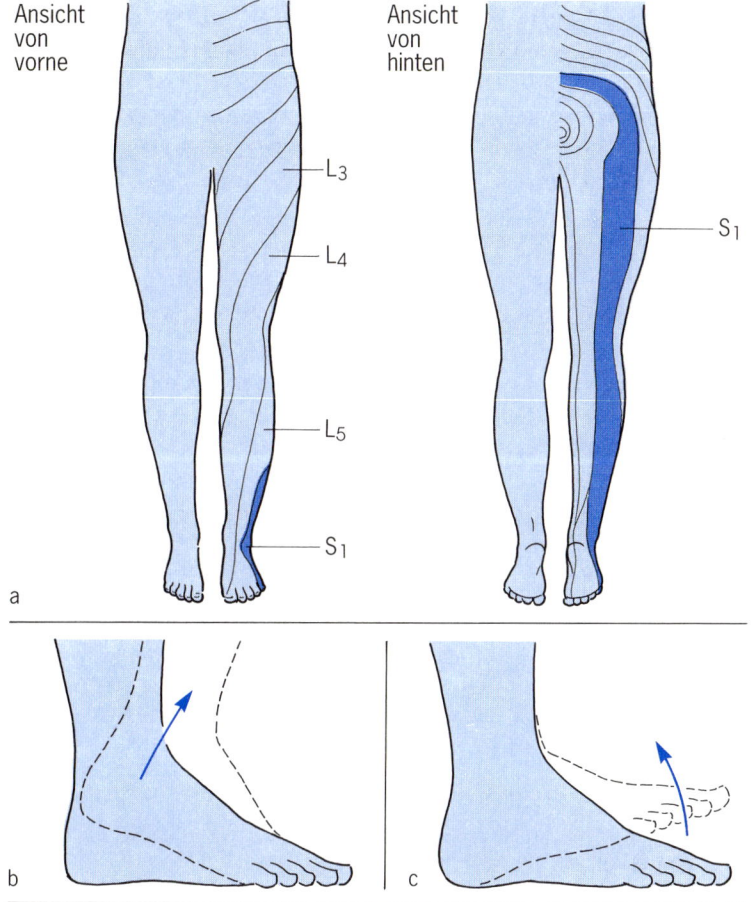

Abb. 16: Beispiele für neurologische Ausfälle bei Bandscheibenvorfall:
a) Gefühlstörung der Wurzel S_1 bei Vorfall der 5. Lendenbandscheibe (» Generalstreifen«);
b) vollständige Fußsenkerlähmung durch Schädigung der Wurzel S_1: Zehenstand auf einem Bein nicht möglich;
c) vollständige Lähmung der Wurzel L_5 (L_4): Fuß- und Zehenhebung nicht möglich

Mögliche Ursachen des Bandscheibenvorfalls

Je umfangreicher und ausgeprägter das Wissen über krankhafte Veränderungen der Bandscheibe ist, umso deutlicher wird es, dass die Faktoren, die den krank machenden Vorgang in Bewegung bringen, unbekannt geblieben sind. Bis heute ist es nicht eindeutig bewiesen, wodurch der Krankheitsprozess ausgelöst wird. Konstitutionelle, d. h. in der Einzelperson vorhandene (auch erbliche?) Voraussetzungen sind bedeutsam. Es muss eine im einzelnen Menschen festgelegte Anfälligkeit zur Erkrankung bestehen. Eine früh einsetzende, überdurchschnittliche Belastung durch körperliche Arbeit kann als Teilursache für Wirbelsäulenerkrankungen in Frage kommen, eine andere wird in der »Motorisierung der Gesellschaft« gesehen: Wir verbringen immer mehr Zeit *sitzend* in Fahrzeugen aller Art – PKW, Bahn, Bus, Nutzfahrzeuge, Flugzeug – und sind dort Vibrationen (Schwingungen) und Fliehkräften (beim Bremsen, Beschleunigen und bei Kurvenfahrten) ausgesetzt, die von den Bandscheiben abgefangen werden müssen. Verschiedenste Krankheitszustände mit dadurch bedingter Wirbelsäulenfehlbelastung, falsche Verhaltensweisen bei bekannten angeborenen Aufbaustörungen oder chronischen Schädigungen der Wirbelsäule (z. B. durch Leistungsturnen in der frühen Jugend) können die Entstehung eines Bandscheibenschadens begünstigen.

Gelegentlich können auch arbeitsübliche Verrichtungen (Normalbelastungen) wie Heben, Tragen von Lasten, Bücken, Stehen, Sitzen, Laufen für einen Bandscheibenvorfall verantwortlich sein.

Wann spricht man von Berufskrankheit?

Seit dem 1. Januar 1993 werden bandscheibenbedingte Erkrankungen unter bestimmten, nicht unumstrittenen Kriterien als Berufskrankheit anerkannt. Für die ärztliche Untersuchung wurden entsprechende Merkblätter geschaffen, die eine einheitliche Einschätzung und Beurteilung erlauben sollten (Zweite Verordnung zur Änderung der Berufskrankheiten-Verordnung v. 18. Dezember 1992, Bundesgesetzbl. Teil I, Nr. 59 vom 29. Dezember 1992, Art. 1,4).

- Bandscheibenbedingte Erkrankungen der Lendenwirbelsäule durch langjähriges Heben oder Tragen schwerer Lasten oder durch langjährige Tätigkeit in extremer Rumpfbeugehaltung, die zur Unterlassung aller Tätigkeiten gezwungen haben, die für die Entstehung, die Verschlimmerung oder das Wiederaufleben der Krankheit ursächlich waren oder sein können (Nummer 2108)
- Bandscheibenbedingte Erkrankungen der Lendenwirbelsäule durch langjährige, vorwiegend vertikale Einwirkung von Ganzkörperschwingungen im Sitzen, die zur Unterlassung ... (Nummer 2110)

Ein Unfallgeschehen ist nur selten Ursache für einen Bandscheibenvorfall. Allgemein wird unter einem *Unfall* ein plötzliches, erhebliches, von außen auf den Körper einwirkendes Ereignis verstanden, welches den Rahmen der betriebsüblichen Arbeit überschreitet. Hat man zu prüfen, ob ein Bandscheibenschaden oder ein Bandscheibenvorfall unfallbedingt ist, so ist zu klären, ob ein Schaden der Bandscheibe bereits vor dem Unfall nachweisbar war oder ob die Schädigung der Bandscheibe aus gesundem Vorzustand erfolgte. Die Anerkennung des Unfallzusammenhangs ist immer an bestimmte Voraussetzungen geknüpft, sofern nicht zweifelsfrei eine unfallbedingte Zerreißung der Bandscheibe vorliegt. Solche Voraussetzungen sind u. a. eine echte (adäquate) von außen kommende Gewalteinwirkung bei extremer Stauchung und Vorneigung der Wirbelsäule, eine unerwartete Kraftanstrengung, Beschwerdefreiheit vor dem Unfall, zeitgleiches Einsetzen der Beschwerden nach erfolgter Gewalteinwirkung. Kommt es zur operativen Behandlung, kann die Zusammenhangsfrage letztendlich durch die feingewebliche Untersuchung des Bandscheibengewebes geklärt werden.

Feststellung (Diagnose) des Bandscheibenvorfalls

Im Allgemeinen kann die Diagnose aufgrund der körperlichen Untersuchung durch den Arzt gestellt werden, unterstützt durch Röntgenaufnahmen der entsprechenden Wirbelsäulenabschnitte. Neben der neurologischen Befunderhebung lassen sich mit neurophysiologischen Methoden Störungen der Nervenleitungs- und Muskelfunktion nachweisen (Elektrodiagnostik). Im Falle diagnostischer Zweifel stehen heute sehr differenzierte, aber gewöhnlich zeitaufwendige Untersuchungsmethoden zur Verfügung, die jedoch nur selten angewandt werden müssen. Muskellähmungen werden nach einer vorgegebenen Skala graduell erfasst.

Genaue Angaben des Betroffenen über Beschwerdeentwicklung und Schmerzbild sind jedoch unerlässlich und erleichtern es dem Arzt, die Diagnose zu stellen.

Die klinisch gestellte Diagnose wird mit Hilfe bildgebender Verfahren gesichert, überwiegend noch durch die **spinale Computertomographie** (spCT), zunehmend jedoch je nach apparativer Verfügbarkeit durch die **MR-Tomographie**, die bei bestimmten Fragestellungen bessere diagnostische Aussagen erlaubt, weil die Lendenwirbelsäule ganzheitlich dargestellt werden kann und eine Betrachtung in verschiedenen Ebenen möglich ist. Normalerweise aber ist die diagnostische Sicherheit der Computertomographie – auch für die Diagnosestellung vor einer Operation – ausreichend, zudem ist sie noch kostengünstiger.

Die Kontrastmitteluntersuchung (lumbale Myelographie) hat für die Diagnose eines Bandscheibenvorfalls im Lendenwirbelbereich zugunsten der spinalen Computer-(spCT) und vor allem der Magnet-Resonanz-Tomographie (MRT) an Bedeutung verloren. Mit der spCT und mit Einführung der MRT wurde der Nachweis eines lumbalen Bandscheibenvorfalls wesentlich erleichtert und ist zuverlässiger möglich geworden (Abb. 17 und

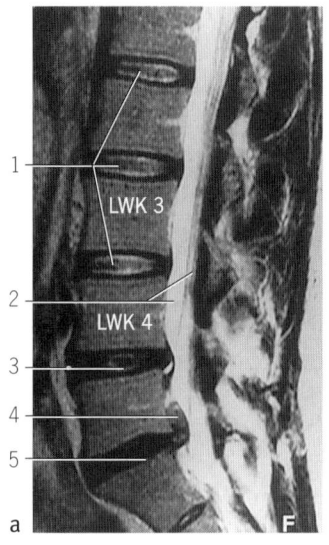
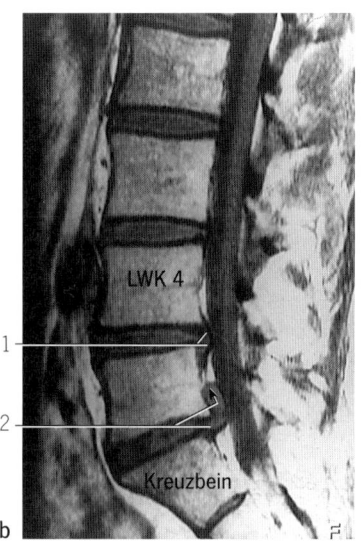

Abb. 17: Magnet-Resonanz-Tomographie (MRT): Darstellung eines aus dem Zwischenwirbelraum nach hinten oben rechts ausgetretenen Bandscheibenvorfalls LWK 5/S1 und einer Bandscheibenvorwölbung LWK 4/5; unterschiedlich fortgeschrittene Bandscheibendegeneration.
a) (seitlich, T2-gewichtet, Nervenwasser weiß, Nervenfasern hinten [dorsal] streifig verlaufend); 1 – normale, flüssigkeitsreiche Bandscheiben; 2 – Wirbelkanal mit Nervenwasser (weiß) und Nervenfasern (streifig); 3 – Bandscheibendegeneration (deutlicher Flüssigkeitsverlust); 4 – Bandscheibenvorfall aus dem Zwischenwirbelraum LWK 5/S1; 5 – fortgeschrittene Bandscheibendegeneration (beinahe vollständiger Flüssigkeitsverlust).
b) (seitlich, T1-gewichtet, Nervenwasser schwarz); 1 – medialer geringer Bandscheibenvorfall mit erhaltenem hinteren Längsband; 2 – Bandscheibenvorfall aus LWK 5/S1 nach hinten oben sequestriert

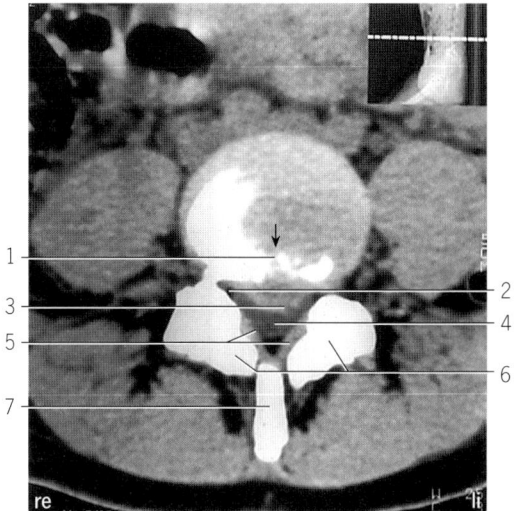

Abb. 18: Spinale Computertomografie (spCT): Ausgedehnter medialer Bandscheibenvorfall LWK 4/5 mit Spondylarthrose (Blasenstörung, beidseitige Nervenwurzelkompression L5).
1 – Stelle des Bandscheibenaustritts; 2 – Lufteinschluss; 3 – Bandscheibenvorfall; 4 – Einengung (Kompression) des Duralsacks; 5 – verdicktes gelbes Band; 6 – Spondylarthrose beidseits (Gelenkspalten nicht erkennbar); 7 – Dornfortsatz

18). Für den Patienten ist die Untersuchung keine Belastung und hinterlässt keine Folgeerscheinungen. Dennoch sollten wegen der möglichen Strahlenbelastung nicht zu viele computertomographische Wiederholungsuntersuchungen angesetzt werden. Die MRT hat nach derzeitigem Kenntnisstand keine gesundheitlichen Nachteile.

Die Kontrastmitteluntersuchung des Lendenwirbelsäulenkanals ist zwar deutlich in den Hintergrund getreten, sie ist aber gerade auch in Verbindung mit der spinalen Computertomographie (Myelo-CT oder CT-assistierte Myelographie) keineswegs ganz entbehrlich geworden.

Für die Kontrastmitteluntersuchung wird eine Hohlnadel in die Mitte des Wirbelkanals der Lendenwirbelsäule eingeführt (Abb. 19). Der Kranke liegt bei diesem als Lumbalpunktion bezeichneten Eingriff auf der Seite oder sitzt. Dabei wird wenig Nervenwasser zur laborchemischen Untersuchung entnommen, auch um andere Erkrankungen auszuschließen. Nach Einspritzen eines Kontrastmittels werden Röntgenaufnahmen an-

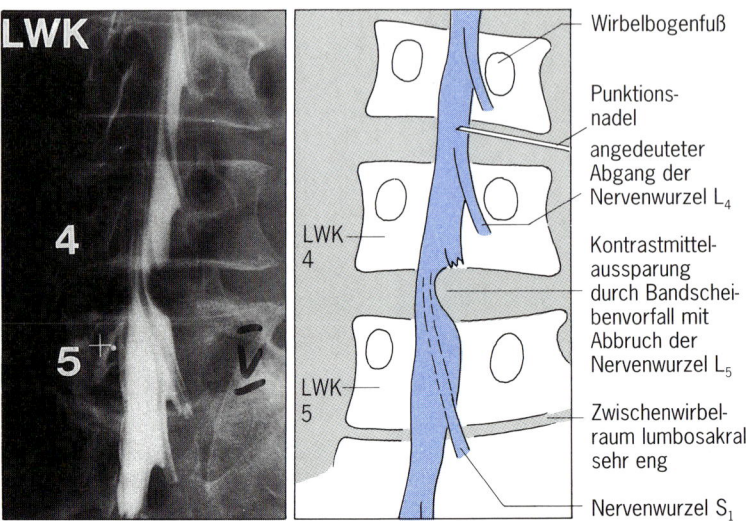

Wirbelbogenfuß

Punktions-
nadel

angedeuteter
Abgang der
Nervenwurzel L_4

Kontrastmittel-
aussparung
durch Bandschei-
benvorfall mit
Abbruch der
Nervenwurzel L_5

Zwischenwirbel-
raum lumbosakral
sehr eng

Nervenwurzel S_1

Abb. 19: Kontrastmitteluntersuchung (lumbale Myelographie) mit eingezeichneter Punktionsnadel und Darstellung eines Bandscheibenvorfalls zwischen LWK 4/5 (schräge Darstellung: Ansicht von hinten links seitlich)

gefertigt, die die Feststellung und Ortsbestimmung des Bandscheibenvorfalls oder seinen Ausschluss erlauben.

Das wasserlösliche Kontrastmittel hinterlässt keine Folgen und wird innerhalb von sechs bis acht Stunden über die Nieren aus dem Körper ausgeschieden. Gelegentliche Begleiterscheinungen einer Kontrastmitteluntersuchung sind Kopfschmerzen und Steifigkeitsgefühl in der Nackengegend. Übelkeit oder Erbrechen können auftreten. Die Ursache hierfür liegt in dem durch die Punktion erfolgten Nervenwasserverlust. Aus diesem Grunde ist eine 24-stündige Bettruhe vorteilhaft. Sechs Stunden bleibt der Oberkörper nach dem Eingriff hochgelagert, anschließend wird eine flache Rückenlage eingenommen. Ausreichende Flüssigkeitszufuhr ist zum Ausgleich des Nervenwasserverlustes notwendig. Während dieser Zeit sind die Einnahme alkoholischer Getränke und das Rauchen zu vermeiden. Der Eingriff ist mit einem kurzen stationären Aufenthalt verbunden.

Auch wenn die technischen Verbesserungen der Magnet-Resonanz-Tomographen zuverlässigere Untersuchungsergebnisse liefern und die neueren Geräte die Bedeutung der Myelographie in den Hintergrund gedrängt

haben, dient die Kontrastmitteluntersuchung immer noch als Funktionsmyelographie dazu, Kenntnis über die Einengung (Stenose) des Wirbelkanals bei bestimmten Bewegungsabläufen (Vor-, Rückwärts- und Seitnei-
gung) vor einer geplanten Operation zu erhalten.

Bei der lumbalen Myelographie färbt das Kontrastmittel das im Lenden-
wirbelkanal reichlich vorhandene Nervenwasser an, so dass dadurch die
Weite, aber eben auch krankhafte Einengungen bildlich dargestellt werden können.

Die Myelographie zeigt dem Operateur, wie viel Platz im Wirbelkanal
vorhanden ist. So ist der Abbruch der Kontrastmittelsäule (myelographi-
scher Stopp) Hinweis darauf, dass die Nervenfasern zusammengedrückt
werden und jederzeit eine funktionelle Dekompensation (z. B. eine Lähmung) eintreten kann. Der Abbruch der Kontrastmittelsäule bei einem
engen Wirbelkanal ist dagegen bei entsprechenden Beschwerden und
klinischen Befunden eine überzeugende Operationsindikation.

Weil besser verfügbar, ist die Kontrastmitteluntersuchung unentbehrlich
in Fällen unklarer Prozesse im Wirbelkanal, vor allem dann, wenn es sich
um einen Notfall handelt, eine MRT-Untersuchung örtlich nicht durchgeführt werden kann und ein Transport für den Patienten eine nicht zu-
mutbare Belastung oder eine Gefahr bedeutet.

Diagnostische Schwierigkeiten können gerade bei neuerlichen oder anhaltenden Schmerzzuständen nach Bandscheibenoperationen auftreten,
wenn festzustellen ist, ob anhaltende oder wieder aufgetretene Schmerzen nach einer Operation durch einen erneuten Bandscheibenvorfall
(Bandscheibenvorfall-Rezidiv) oder durch Narbenbildung verursacht sind.
Hier leistet die Myelographie oder nur die Eingabe von wenig Kontrastmittel in den Wirbelkanal in Verbindung mit der Computertomographie
wertvolle diagnostische Hilfe (Abb. 20). Zweifellos ist in besonders gelagerten Fällen jedoch mit der MR-Tomographie eine differenziertere, über
die übliche Fragestellung hinausgehende Aussage möglich, so z. B. zur
Auffindung von zystischen Ausstülpungen der Rückenmarkshaut, die,
wirken sie raumfordernd, Ursache für chronische Kreuzbeinschmerzen
sein können.

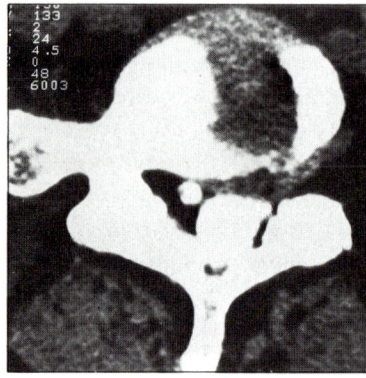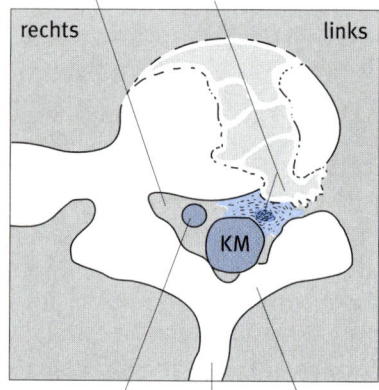

Bandscheibenvorfall
Rezidiv mit Narben-
gewebe und verlagerter
Wirbelkanal   Nervenwurzel S_1 ohne
seitlich   Kontrastmittelfüllung

rechts   links

KM

Kontrastmittel-   Dorn-   Wirbel-
gefüllte Nerven- fortsatz bogen
wurzel links

Abb. 20: Computerassistierte Myelographie (Myelo-CT): Bandscheibenvorfall-Rezidiv lumbosakral mit fehlender Kontrastmittelmarkierung infolge narbig eingeengter und narbig veränderter Nervenwurzel S_1

Kreuzschmerzen anderer Ursache

Der Kreuzschmerz wird entweder lokalisiert oder diffus im Bereich der Lendenwirbelsäule und des Kreuzbeinübergangs empfunden. Bandscheibenveränderungen sind zwar eine sehr häufige Ursache, der Kreuzschmerz darf aber nicht nur als mechanische Störung aufgefasst werden. So können z. B. persönliche wirtschaftliche Probleme, die den Kranken beschäftigen, Einfluss auf die Entstehung und Unterhaltung von Kreuzschmerzen nehmen und zu dem Problemkreis »Wirbelsäule und Psyche« überleiten. In erster Linie kommen Kreuzschmerzen jedoch bei körperlichen Erkrankungen vor.

Das Bandscheibenleiden ist zwar die häufigste Ursache für Kreuzschmerzen, jedoch sind nicht alle Schmerzen der Lumbalregion bandscheibenbedingt. Neben angeborenen oder erworbenen Wirbelkörper- und Wirbelsäulenveränderungen können biochemische und immunologische

Prozesse, rheumatische und neurologische Erkrankungen sowie Erkrankungen der Nieren und der ableitenden Harnwege mit Kreuzschmerzen einhergehen. Kreuzschmerzen finden sich häufig auch bei Schlaflosigkeit und bei Magen-Darm-Erkrankungen. Ebenso können Rückenschmerzen Ausdruck von Wirbelkörpertumoren und Tochtergeschwülsten (Metastasen) im Lendenwirbelsäulenbereich sein. Intraspinale Tumoren der Nervenfasern oder der Nervenwurzeln können ebenfalls Rücken- und auch Beinschmerzen hervorrufen. Diese Tumoren kündigen sich öfter durch heftige lokale Schmerzen an, bevor sie zu sich langsam entwickelnden neurologischen Störungen führen. Typisch sind, wie bei der Spinalkanalstenose, Ruheschmerz und nächtliche Schmerzen in den Beinen. Auch muss an statisch bedingte Beschwerden gedacht werden, die z. B. durch entsprechendes orthopädisches Schuhwerk gebessert werden können.

Rückenschmerzen, die von den Bändern, den kleinen Wirbelgelenken, den sehnigen Ansätzen der Muskulatur und von den Gelenkkapseln ausgehen können (s. S. 17; 23), sind von Schmerzzuständen der Becken-Kreuzbein-Verbindung (Iliosakralfuge) abzugrenzen und häufig Ursache lokaler Schmerzzustände nach Bandscheibenoperationen.

Selten kommt es unter Behandlung mit Medikamenten, die eine Bluteindickung verhindern sollen (Antikoagulanzienbehandlung), zu Blutungen im Wirbelkanal mit zunächst dumpfen Rücken- und Beinschmerzen und relativ plötzlich auftretenden neurologischen Ausfällen.

Der Kreuzschmerz bei Kindern und Jugendlichen bedarf immer ärztlicher Untersuchung und Beratung. Neben Haltungsschäden sind Wirbelsäulenverkrümmungen und entzündliche oder nichtentzündliche Wirbel- und Wirbelsäulenveränderungen mögliche Ursachen. Nur in Ausnahmefällen wird ein Bandscheibenvorfall bei Kindern oder Jugendlichen beobachtet.

Es ist bekannt, dass insbesondere bei den Monatsblutungen der Frau, bei Frauenerkrankungen und in der Schwangerschaft Kreuzschmerzen verstärkt in Erscheinung treten.

An dieser Stelle sind nur die häufigsten Ursachen angeführt worden.

In jedem Fall ist es ratsam, ja notwendig, dass bei unbestimmbaren Kreuzschmerzen, die länger andauern und hartnäckig sind, der Arzt aufgesucht wird.

Wirbelkanalstenose

Knöcherne Neubildungen an den hinteren Wirbelkörperkanten und relative Veränderungen (Verdickungen) an den kleinen Wirbelgelenken können gleichfalls Beschwerden auslösen. Mit ein- oder beidseitigen Beinschmerzen einhergehend, können sie bandscheibenbedingten Schmerzzuständen sehr ähnlich sein. Solche degenerativen (erworbenen) Gewebeumwandlungen führen zu Verengungen des lumbalen Wirbelkanals und der Zwischenwirbellöcher. Die zumeist gleichzeitig vorhandene

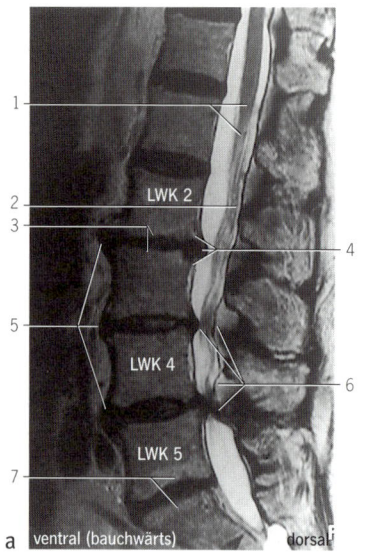 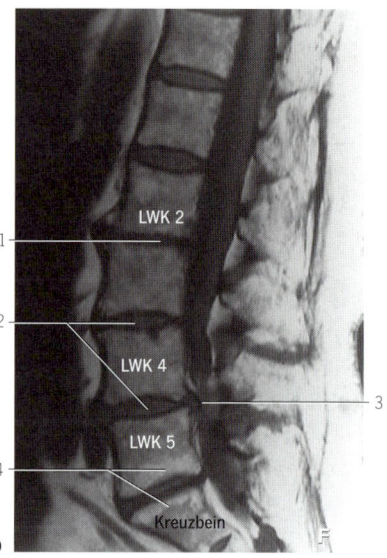

Abb. 21: Magnet-Resonanz-Tomographie (MRT): Wirbelkanalstenose, Osteochondrose, Spondylarthrose mit verdickten (hypertrophierten) gelben Bändern (Ligamenta flava) in den Höhen LWK 2/3–LWK 5/S1, Bandscheibenvorfälle, Spondylosis deformans.

a) (seitlich, T2-gewichtet, Nervenwasser weiß, Nervenfasern hinten [dorsal] streifig verlaufend); 1 – Rückenmarkende in Höhe LWK 1, Konus-Kauda-Bereich; 2 – Nervenfasern (Cauda equina); 3 – Osteochondrose mit vollständiger Bandscheibendegeneration (fehlender Flüssigkeitsgehalt der Bandscheibe); 4 – Bandscheibenvorfall LWK 2/3; 5 – Spondylosis deformans; 6 – dorsale und ventrale Wirbelkanaleinengung (verdickte Ligamenta flava, Spondylarthrose, Bandscheibenvorwölbung LWK 3/4 und BSV LWK 4/5); 7 – fettige Degeneration LWK 5/S1;

b) (seitlich, T1-gewichtet, Nervenwasser schwarz); 1 – Osteochondrose deutlicher dargestellt; 2 – Osteochondrose mit auffälliger Flüssigkeitsverarmung der Bandscheiben (fortgeschrittene Bandscheibendegeneration); 3 – BSV LWK 4/5 deutlicher sichtbar; 4 – fettige Degeneration LWK 5/S1 (weiß demarkiert)

Bandscheibenvorwölbung engt den Wirbelkanal weiter ein und wirkt dadurch zusätzlich schmerzunterhaltend. Außer den erworbenen Umbauprozessen mit Wulstbildungen an den Wirbelkörperkanten und Verdickungen im Bereich der kleinen Wirbelgelenke (Spondylarthrose) ist gelegentlich Narbengewebe nach Bandscheibenoperationen verantwortlich für erneute Beschwerden [postoperative Wirbelkanalstenose]. Daneben gibt es angeborene Ursachen, die die Raumgröße und den Rauminhalt des lumbalen Wirbelkanals verringern können [kongenitale Wirbelkanalstenose, Wirbelfehlbildungen, Wirbelgleiten (Spondylolisthesis)] und Spinalkanalstenosen nach Verletzungen der Wirbelsäule und/oder der Wirbelkörper [posttraumatische Wirbelkanalstenose]. Ausdruck einer Wirbelkanalstenose können auch Beschwerden sein, die Durchblutungsstörungen im Bereich der Beine vortäuschen.

Infolge des verengten Wirbelkanals kommt es bei Bewegung des Patienten zu einem allgemeinen Druck auf die im mittleren und unteren Kanal der Lendenwirbelsäule verlaufenden Nervenfasern. Schmerzhafte Missempfindungen und krampfartige Schmerzen in den Beinen sind die Folge (»Claudicatio intermittens der Cauda equina«). Dieses Krankheitsbild, das bei Männern häufiger als bei Frauen beobachtet wird, äußert sich charakterischerweise dadurch, dass die Beinschmerzen beim Bergabgehen stärker werden und in Ruhe durch leichte Rumpfvorbeugung verschwinden: Die Kranken spüren, wenn sie sich nach vorne beugen und an einem Tisch, einer Stuhllehne oder an einer Parkbank sich abstützen (»Parkbank-Phänomen«), eine deutliche Schmerzerleichterung, während die Krankheitserscheinungen wieder zunehmen, wenn sich die Wirbelsäule beim Gehen in die Hohlkreuzposition schiebt.

Der Nachweis einer Wirbelkanalstenose wird durch Röntgenaufnahmen der Lendenwirbelsäule, mit Hilfe der spinalen Computertomographie (u. a. Bestimmung der Weite bzw. der Enge des Wirbelkanals), mit Hilfe der Magnet-Resonanz-Tomographie oder durch eine Kontrastmitteluntersuchung (Funktionsmyelographie) der Lendenwirbelsäule geführt. Bei Versagen der konservativen (nichtoperativen) Behandlungsmaßnahmen ist eine operative Entlastung der Nervenwurzeln und der Nervenfasern angezeigt. Ausmaß und Grad einer Wirbelkanalstenose bestimmen das operative Vorgehen. Immer wird es notwendig sein, eine ausreichende Druckentlastung (Dekompression) der Nervenstrukturen zu schaffen. Gefährlich ist eine unvollständige operative Entlastung. Ist man also gezwungen, Operationsverfahren anzuwenden, die eine Instabilität des Bewegungssegments hervorrufen oder verstärken können, wird eine Stabilisierung (Fusionsoperation s. S. 82) notwendig werden.

Wirbelsäule und Psyche

Nicht in jedem Fall lassen sich Schmerzen im Bereich der Wirbelsäule vom behandelnden Arzt organisch fassbar einordnen. Die Wirbelsäule kann als Ort zahlreicher Störfaktoren in einem weiten Wechselspiel von bewusstem und unbewusstem Schmerzerleben gesehen werden. Als Ausdruck der »inneren Haltung« des Menschen ist sie Projektionsfeld seelisch verankerter und nicht steuerbarer Schmerzäußerungen. Je mehr man sich dann »hängen« lässt, desto mehr verschleißt man die geschaffenen Strukturen der Wirbelsäule und desto wahrscheinlicher münden neue Schmerzformen in den Schmerzzyklus ein.

Der sich aktiv »haltende«, locker Stehende hat viel seltener Rückenschmerzen als der »Gramgebeugte« oder der »Niedergeschlagene«. Eine entscheidende Rolle fällt hierbei auch der Muskulatur zu.

Die Möglichkeit, dass derartige nicht steuerbare Vorgänge auf das eigene Schmerzerleben Einfluss nehmen, muss vor allem dann berücksichtigt werden, wenn die mechanistischen Vorstellungen von der Schmerzauslösung versagen und die darauf abgestellte Behandlung keinen Erfolg hat. Es ist bekannt, dass ungelöste innere Konflikte, so genannte Affektspannungen, zu einer Fehlinnervation der Muskulatur umgesetzt werden können, ohne dass diese Fehlschaltungen dem betroffenen Menschen bewusst werden. Diese Erläuterung ist nötig, um zu verstehen, dass Rücken- oder Kreuzschmerzen vielfach andere als durch Bandscheibenveränderungen bedingte Ursachen haben können.

Selbstverständlich liegen der engen Wechselbeziehung zwischen Wirbelsäule und Psyche weitaus kompliziertere und unübersichtlichere Regelmechanismen zugrunde, als nach der sehr vereinfachten Darstellung und den allgemein gehaltenen Erklärungen vermutet wird. Eine geschickte psychische Führung durch den Arzt ist als Begleitbehandlung jedenfalls hilfreich, zumal bekannt ist, dass Rückenschmerzen gehäuft bei depressiven Patienten beobachtet werden.

Verständlicher mutet das psychisch auffällige Verhalten vieler Patienten mit einem klinisch gesicherten Bandscheibenvorfall an. Infolge monate- oder jahrelanger Schmerzen, vieler erfolgloser konservativer Behandlungsversuche und nicht zuletzt gewöhnt an Medikamente, geraten diese Kranken in eine Konfliktsituation, die ihren Ausgangspunkt in einem organischen Kern, einer operativ behandelbaren Erkrankung, hat. Die Patienten lassen vorwiegend depressive Grundzüge erkennen, in denen Gleichgültigkeit und Resignation vorherrschende Elemente sind. Hinzu kommt, dass eine lange Krankheitsdauer die Angst um soziale Sicherheit bei Älteren und die Befürchtung der Jüngeren, beruflich und privat ins Hintertreffen zu geraten, das psychische Zustandsbild wesentlich beeinflussen.

Es ist erfreulich, die Auflösung derartiger psychischer Konfliktsituationen nach erfolgreicher Bandscheibenoperation beobachten zu können.

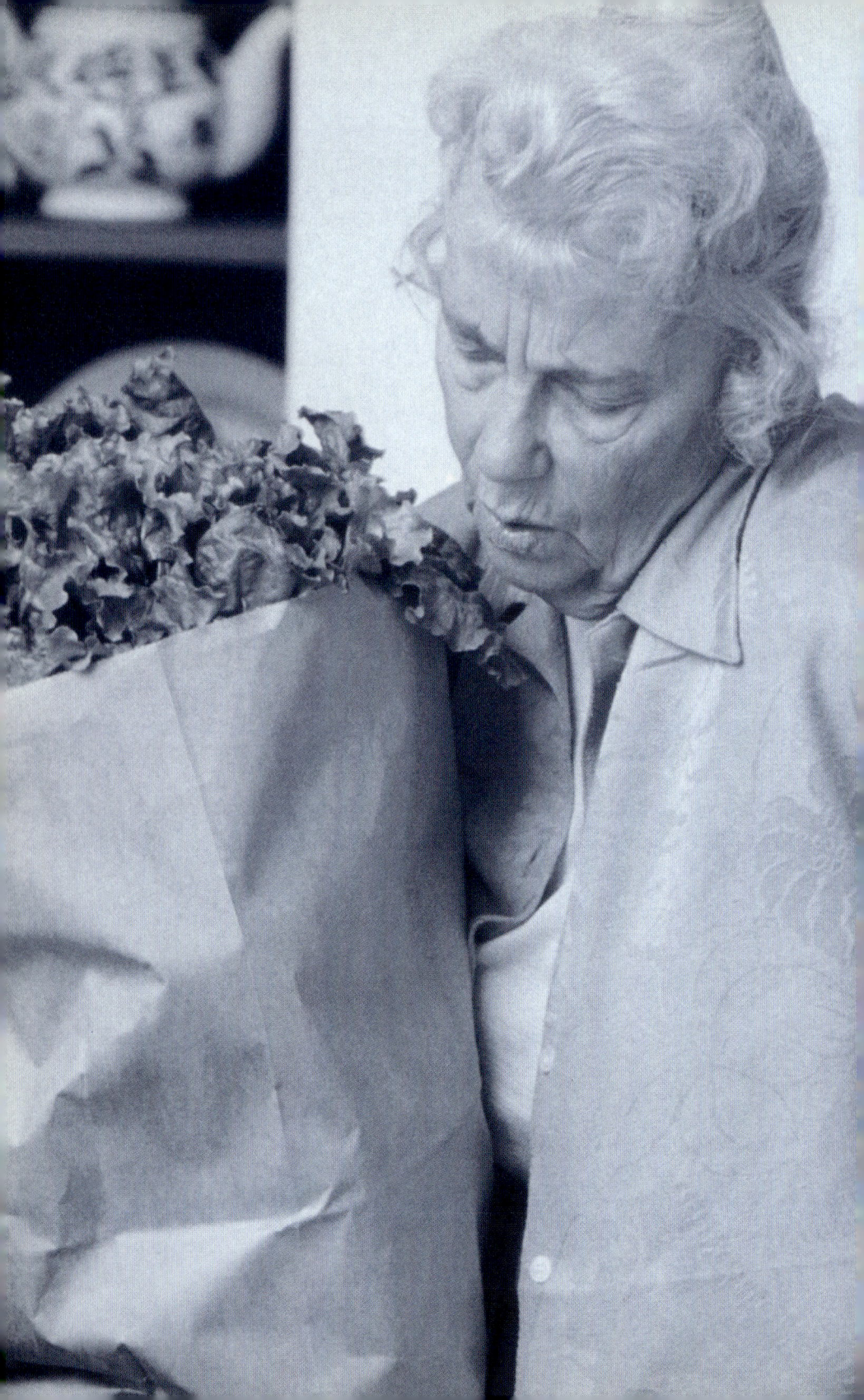

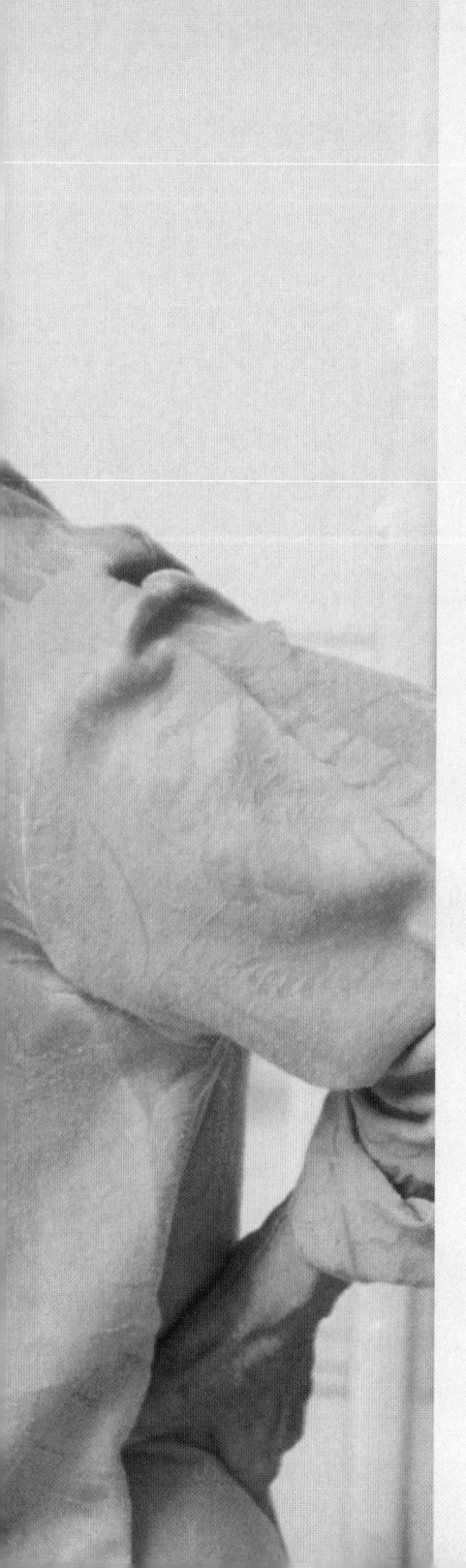

Behandlung von Bandscheiben- leiden

Ihr Arzt hat bei Ihnen ein Bandscheibenleiden diagnostiziert und eventuell sogar zu einer Operation geraten? Keine Angst, denn durch bewährte und neuartige Behandlungsmethoden und Operationsverfahren sind die Hauptziele – Wiederherstellung der alten Mobilität und Schmerzfreiheit – gut zu erreichen, die Risiken bleiben dabei eher gering. Hier erfahren Sie auch, welche konservativen Behandlungsmethoden dem Arzt zur Verfügung stehen.

Konservative (= nichtoperative) Behandlung

Die Zahl der Patienten mit Kreuz- und Beinschmerzen wird immer größer. Entsprechend sind Empfehlungen für die Behandlung bandscheibenbedingter Schmerzen nach Zahl und Art kaum mehr überschaubar. Es kann hier nur auf die wichtigsten Behandlungsmöglichkeiten hingewiesen werden. Diese müssen sich ergänzen und sollten einander nicht entgegenwirken. Wichtig ist ferner, die richtige Reihenfolge der Behandlungsabläufe zu wählen.

Am Anfang jeglicher Behandlung steht die Diagnose. Diese stellt der Arzt. Nicht jeder Kreuz- oder Beinschmerz hat seine Ursache in einer Bandscheibenerkrankung.

Die verschiedenen konservativen Behandlungsvorschläge lassen sich am besten nach Therapieprinzipien ordnen, die nachfolgend kurz vorgestellt werden.

Allgemeine Maßnahmen

Der Patient weiß oft am besten, welche Verhaltensweise ihm bestmöglichste Schmerzerleichterung bringt. Der Therapeut sollte das in seinem Behandlungsplan berücksichtigen.

Zunächst versucht man, bei Auftreten von Beschwerden mit einer unspezifischen Allgemeinbehandlung auszukommen. Kurzfristige Ruhigstellung der Wirbelsäule in entsprechender Schonhaltung mittels Bettruhe auf wirbelsäulengerechter Matratze erbringt eine Linderung. Eine gleichzeitige Stufenbettlagerung mit dem Ziel, die gereizten Nervenwurzeln zu entlasten, wird häufig, aber nicht immer als angenehm empfunden (Abb. 22).

Höchste Priorität in der Therapie hat die Schmerzbekämpfung. Hier wird oft der Fehler begangen, eine zu geringe Dosierung und schwach wirksame Schmerzmedikamente einzusetzen. Der Patient muss vom Arzt aufgeklärt werden, dass die Schmerzbeseitigung oberstes Ziel ist, um eine Verselbstständigung des Beschwerdebildes zu verhindern. Aus diesem Grund werden heute von Schmerztherapeuten bei starken bis stärksten Schmerzen opioidhaltige Substanzen verordnet. Bei Rückgang der Beschwerden wird die Dosierung und die Medikamentenwahl vom Arzt an das Beschwerdebild angeglichen. Neben den reinen Schmerzmitteln

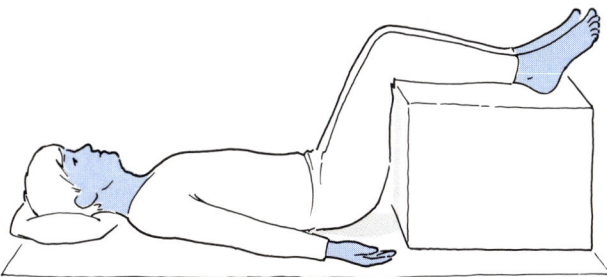

Abb. 22: Stufenbettlagerung zur Entlastung der Lendenwirbelsäule

(Analgetika) kommen entzündungshemmende Medikamente (Antiphlogistika) in Verbindung mit so genannten neurotropen (auf die Nerven einwirkenden) Vitaminen und muskelentspannenden Mitteln (Relaxanzien) zur Anwendung. Die schmerzbedingte Fehlhaltung der Wirbelsäule ruft durch den anhaltend erhöhten Spannungszustand der Muskulatur Schmerzen an den Muskel- und Sehnenansätzen hervor. Die Verordnung der Medikamente ist Arztsache, der auch die weiteren Behandlungen einleitet und überwacht.

Ärztliche Behandlung

Infusionsbehandlung. Das Ziel, den Schmerzzustand schnellstmöglich zu beseitigen, wird am besten mit einer intravenösen Infusionstherapie erreicht. Als sehr wirkungsvolles entzündungshemmendes Medikament erweisen sich Cortisonpräparate. Nebenwirkungen sind auch bei hochdosierter Kurzzeitgabe nicht zu erwarten.

Eine schnelle Besserung des Schmerzzustandes zu erzielen, ist Voraussetzung für die notwendige rasche Mobilisierung und damit die baldige Wiedereingliederung der Betroffenen in den Alltag und Beruf zu gewährleisten.

Eine unzureichende Schmerztherapie hat der Erfahrung gemäß eine zu lange, nicht gewünschte körperliche Unbeweglichkeit (Immobilisierung) zur Folge. Diese wiederum führt zu einem langwierigen (chronischen) Krankheitsverlauf.

Therapeutische Lokalanästhesie (TLA). Ebenso wie die »Quaddel«-Behandlung (Haut; Muskulatur; Muskel-Sehnen-Ansätze) mit örtlich wirkenden schmerzblockierenden Lösungen (Lokalanästhetika) hat auch die Injektionsbehandlung mit entzündungshemmenden und entquellenden Medikamenten, denen schmerzstillende oder schmerzhemmende Zusätze beigegeben sind, das Ziel, die Schmerzleitung der gereizten Nerven und Nervenwurzeln zu unterbrechen. Die gute Wirkungsweise erklärt ihren Einsatz zu Beginn der Behandlung in Abhängigkeit von der Schwere des Schmerzzustandes. Die Einspritzung (Injektion) erfolgt an den Ort der diagnostizierten Schmerzentstehung. Die häufigsten Einspritzungen (Infiltrationen) werden neben den Wirbelkörpern (paravertebral), zwischen die Dornfortsätze (interspinös), in die Kreuz-Darmbeingelenke (ileosakral) und in die Wirbelgelenke (Facetten) vorgenommen. In diesem Zusammenhang muss auch die vielfach geübte Reischauer-Blockade erwähnt werden, die die Schmerzschwelle herabsetzen und daher günstige Voraussetzungen für die nachfolgenden Behandlungen schaffen soll.

Weitere, auch zur Beseitigung postoperativer Schmerzzustände **erprobte Behandlungsmethoden** können zur Anwendung kommen, erfordern aber in ihrer Wahl besondere Erfahrung und Übung: Einspritzungen um die harte Rückenmarkshaut, hintere oder dorsale Periduralinfiltration (lang dauernd mit Hilfe eines liegenden Katheters vorzunehmen), kaudale Periduralinjektion (Sakralanästhesie), unter die harte Rückenmarkshaut (intrathekale Instillation) oder als Form der paraspinalen Infiltrationsbehandlung die Facetteninjektion, wobei in besonderer Weise die schmerzleitenden Fasern der reichlich vorhandenen Nervengeflechte in der Kapsel der kleinen Wirbelgelenke vorübergehend betäubt werden (s. auch S. 17; 23; 53). Die enzymatische Auflösung der erkrankten Bandscheibe (Chemonukleolyse) ist eine weitere Form der Injektionstherapie (intradiskale Injektion).

Durch **Streckung (Extension)** des Körpers kann man ebenfalls versuchen, die gereizte oder geschädigte Nervenwurzel zu entlasten. Um diese Wirkung zu erreichen, müssen Vorbedingungen erfüllt sein und sind Forderungen an die Extensionsvorrichtung zu stellen. Sie betreffen ihre Anwendbarkeit in der Praxis und beziehen sich auf Ansatzpunkte der Zugkraft, die verschieden dosierbar sein muss, verbunden mit Möglichkeiten, diese und die Körperstellung des Patienten zu ändern. Neben Geräten (z. B. Schlingentisch) und Streckbandagen verschiedener Machart führen bestimmte Lagerungen (z. B. Stufenbettlagerung) und verschiedene krankengymnastische Übungen zu der gewünschten Extensionswirkung auf die Lendenwirbelsäule. Unter genauer Beachtung von Gegenanzeigen (z. B. nach Bandscheibenoperationen) wird nach positivem Extensionstest die Streckbehandlung durch Wärmeapplikation (z. B. Fango) vorbereitet.

Orthopädische Rumpfstützen (Orthesen). Rumpfstützen, entweder starr (Korsett), elastisch (Mieder) oder als Zwischenform gefertigt, sind Bestandteile der Behandlung bandscheibenbedingter Schmerzen im Lendenwirbelsäulenbereich. Durch sie wird die Wirbelsäule ruhig gestellt (passive Stabilisierung), sie helfen, schmerzhafte Bewegungen zu verhindern und geben ein psychologisches »Stabilitätsgefühl«. Orthesen sind ebenso wie krankengymnastische Bewegungsübungen für die Behandlung akuter lumbaler Schmerzen ungeeignet. Orthopädische Rumpfstützen sollten generell bei Lumbalsyndromen und nach unkomplizierten Bandscheibenoperationen zurückhaltend verordnet werden. Vorübergehend getragen, können sie nach Operationen an der Bandscheibe für den Patienten hilfreich sein. Beim Postdiskektomiesyndrom jedoch sind Orthesen im Zusammenwirken mit isometrischen Anspannungsübungen (aktive Stabilisierung) sinnvoll, um die Auswirkungen der Instabilität zu begrenzen. Rumpfstützen zu verordnen ist Aufgabe des Operateurs und bei ambulanter Behandlung des Orthopäden. Neben einer klaren Indikationsstellung für ihre Anwendung ist es wichtig zu wissen, dass es auch Kontraindikationen gibt, die ihre Verordnung verbieten.

Zu den konservativen Behandlungsmaßnahmen bei wirbelsäulenbedingten Schmerzen müssen auch jene diagnostischen und therapeutischen Handgrifftechniken (Chirotherapie) gerechnet werden, die unter dem Begriff der **manuellen Medizin** zusammengefasst sind. Diese Behandlungen setzen eine gründliche ärztliche Untersuchung voraus und dürfen nur von Ärzten vorgenommen werden, die in der manuellen Medizin ausgebildet sind und über länger währende praktische Erfahrung verfügen.

Chirotherapeutische Anwendungen sind nicht erlaubt, wenn ein Bandscheibenvorfall vermutet wird oder der Patient wegen eines Bandscheibenvorfalls operiert wurde.

Die Wirbelsäulenschmerzbehandlung durch **Akupunktur** ist in den letzten Jahren immer mehr in den Blickpunkt der wissenschaftlichen Medizin gerückt. Die Methode kann Schmerzen im Bereich der Wirbelsäule und der Muskulatur lindern und bessern. So werden die Kosten einer Akupunkturbehandlung z. B. beim chronischen Kreuzschmerz von vielen Krankenkassen übernommen. Die Akupunktur ist eine von einer bestimmten Anschauung getragene Behandlungsart. Sie sollte nur von dafür ausgebildeten Ärzten durchgeführt werden. »Ein Arzt, der die Akupunktur mit anwendet, muss sich der Verantwortung gegenüber der Wissenschaft und seinem Patienten ganz besonders bewusst sein. Er muss die Grenzen der Methode kennen, und er darf keine falschen Hoffnungen erwecken, aber auch keine Möglichkeit des Helfens außer Acht lassen« (Stiefvater).

Physikalische Behandlung

Örtliche milde **Wärmeanwendungen** (Thermotherapie) bringen, vor allem im Anfang des Schmerzgeschehens, Linderung. Es ist jedoch zu betonen, dass in gleicher Weise dadurch eine Schmerzverstärkung eintreten kann, so dass individuell geprüft werden muss, ob diese Behandlungsmaßnahmen eingeleitet werden dürfen. Wärmeanwendungen werden häufig in Form von heißen Rollen, Heißluftkasten, Fangopackungen und Bädern durchgeführt. Die so erreichte Durchblutungsförderung soll zu einer Verringerung der Schmerzen führen. Daher erfreuen sich diese einfachen Behandlungsvorschläge großer Beliebtheit.

Örtliche **Kälteanwendungen**, die ebenfalls zur besseren Durchblutung und gleichzeitig zur stärkeren Schmerzlinderung führen, können akute Schmerzzustände günstig beeinflussen. Jedoch ist auch hier, individuell verschieden, eine entgegengesetzte Wirkung möglich. Kältebehandlungen müssen überlegt sein und dürfen nicht zu lange angewandt werden, um Erfrierungen zu vermeiden. Gleichzeitige Bewegung führt noch zu einer Massagewirkung (»bewegte« milde Kälte).

Eine **Bäderbehandlung**, vor allem im Thermalbad (z. B. Schwefelbad), wirkt sehr intensiv auf den Körper und den Kreislauf, so dass ihre Verordnung, auch im Hinblick auf Gegenanzeigen, nur nach Untersuchung und durch den Arzt erfolgen darf. Unspezifische Wannenbäder mit Zusätzen führen ebenfalls zu einer Durchblutungsverbesserung. Bei akuten Schmerzformen (z. B. akuter Bandscheibenvorfall mit völliger Wirbelsäulenblockierung) ist diese Behandlung jedoch wegen der Rundung des Rückens in der Wanne nicht möglich.

Andere Anwendungsformen der **Elektrotherapie**, wie Galvanisation, Interferenzstrom, Kurzwellendurchflutung, auch *Ultraschalltherapie*, beruhen auf den gleichen Wirkungsprinzipien. Im Körper wird Wärme erzeugt, dadurch die Durchblutung verbessert und die Muskulatur entspannt. Die Impulsstrombehandlung nimmt innerhalb der Elektrotherapie eine Sonderstellung ein.

In der allgemeinen Behandlung von Wirbelsäulenschmerzen hat die **Massage** eine Sonderstellung. Im einfachsten Falle reibt, drückt oder massiert der Kranke seine schmerzhaften Körperstellen selbst. Die fachmännisch durchgeführte Massage versucht, die Schmerzlinderung durch gezielte Auswahl und Anwendung von Techniken zu erreichen. Das Ziel der Massagebehandlung ist es, über eine verbesserte Durchblutung einen günstigen Stoffwechselzustand des Muskels herbeizuführen, damit Verspannungen nachlassen. Die Unterwasserstrahlmassage ist neben der Muskel-, Reflexzonen- und Bindegewebsmassage geeignet, mit medikamentöser Unterstützung Schmerzen zu bessern. Der Vorteil der Unterwassermassage ist der, dass der Körper im warmen Wasser entspannt ist und dadurch gute Voraussetzungen geschaffen werden, damit sich Muskelverspannungen lösen können. Sehr heftige Schmerzzustände machen eine Massage undurchführbar. Das ist der Fall, wenn jeder Berührungsreiz von der Muskulatur mit noch stärkerer Verspannung beantwortet wird. Auch ein erkranktes Gelenk kann sich durch vermehrte Muskelspannung vor schmerzhafter Bewegung schützen.

Klassische Massagen der Lendenwirbelsäule sollten jedoch bei einem diagnostizierten akuten Bandscheibenvorfall mit Beinschmerzen nicht durchgeführt werden!

Krankengymnastik

Die Krankengymnastik (KG) arbeitet mit einer Übungsauswahl, die die jeweilige Erkrankung berücksichtigt. Gezielte Übungen, immer auf den Patienten abgestimmt, verbessern die Durchblutung, beseitigen Verspannungen und führen zu einer Muskelkräftigung. Die Notwendigkeit der Muskelkräftigung ist unbestritten. Krafttraining zur Stabilisation der dorsalen und ventralen Muskelgruppen ist bei »Rückengeschädigten«, aber auch zur Prävention, unbedingt notwendig. Eine Trainierbarkeit der Kraft ist in jedem Alter gegeben. Mit zunehmendem Alter ist der Zuwachs zwar verlangsamt, aber trotzdem möglich. Es ist wissenschaftlich nachgewiesen, dass neben der Steigerung der reinen Kraftleistung eine deutliche Verbesserung der intermuskulären Koordination sowie ihres harmonischen Zusammenspiels eintritt. Das Ziel des Muskeltrainings ist es, die Muskulatur für die Anforderungen des täglichen Lebens leistungsfähig zu machen. Zu Übungen aus entlastender Stellung kommen Übungen in Belastung, Haltungs-, Bewegungs- und Gebrauchsschulung, die im Übungsteil vorgestellt werden.

Die krankengymnastische Behandlung darf keine Schmerzen verursachen. Im akuten Schmerzzustand sind aktive krankengymnastische Übungen sinnlos.

Das **Bewegungsbad** unterstützt die krankengymnastische Behandlung vorteilhaft, da gegen den Widerstand des Wassers durchgeführte Bewegungen die Muskulatur kräftigen. Gleichzeitig wird das Zusammenspiel der Muskeln gefördert. Durch die Auftriebskraft des Wassers ist die Wirbelsäule entlastet, das ermöglicht in besonderen Fällen schmerzarmes Üben im Stehen und Gehen. Das Gefühl für die richtige Haltung und ihre Kontrolle kann leichter erlernt werden. Außerdem begünstigt die Auftriebskraft bewegungsfördernde Übungen, falls dies gewünscht wird.

Minimal-invasive perkutane Operationsverfahren

In dem Bemühen, die Behandlung von bandscheibenbedingten Beschwerdezuständen zu verbessern, wurden weniger eingreifende (minimal-invasive) Verfahren entwickelt, die nicht nur die Risiken der offenen mikrochirurgischen Behandlung senken sollen, sondern es wird durch ihre Anwendung zugleich eine Kostendämpfung im Gesundheitswesen erwartet. Die Behandlung von Schmerzen, ausgelöst durch Bandscheibenveränderungen, stellt bekanntermaßen einen erheblichen Kostenfaktor dar. Zwar zieht die folgerichtig durchgeführte konservative Therapie keine Komplikationen nach sich, sie ist aber zeitaufwendig, erfordert daher vom Patienten Geduld, kann zu Fehlzeiten am Arbeitsplatz führen und sich somit nachteilig im sozialen und privaten Umfeld auswirken. Dennoch sollten auch minimal-invasive perkutane Verfahren erst dann durchgeführt werden, wenn die konservative Behandlung nicht den gewünschten Erfolg erbracht hat.

Die minimal-invasiven perkutanen Operationsverfahren stellen somit eine Form der »invasiven« konservativen Therapie dar, welche in der Regel in den frühen Stadien des schmerzhaften Bandscheibenverschleißes zur Anwendung kommen kann.

Die nachfolgend aufgeführten Verfahren sind im engeren Sinne somit auch kein Bindeglied zwischen konservativer und operativer Therapie.

Sie stehen vielmehr in Konkurrenz zu den nichtoperativen Methoden. Daher wird verständlich, dass Befürworter einer bevorzugt konservativen Behandlungsrichtung keine oder nur eine zurückhaltende Berechtigung zur Anwendung perkutaner Verfahren sehen, zumal diese fast ebenso hohe Komplikationsraten haben wie die operative Therapie. So kann eine der schwerwiegendsten operativen Komplikationen, die Entzündung des Zwischenwirbelraums mit Übergreifen auf die angrenzenden Wirbelkörper, gleichermaßen bei den perkutanen Eingriffen auftreten (0,1 %–2,5 %).

Der Bandscheibenverschleiß kann bereits im frühen Stadium der Bandscheibenverlagerung, also noch vor Entstehung eines Bandscheibenvorfalles (s. S. 34 ff.), zu Schmerzen führen, bei welchen die üblichen konservativen Therapiemaßnahmen versagen. In der Regel sind dies durch die Bandscheibenverlagerungen ausgelöste Rückenschmerzen (sog. »diskogene« Rückenschmerzen). Es besteht zwar in diesem Stadium eine leichte Bandscheibenverwölbung, jedoch besteht kein Kontakt zwischen der Verwölbung und dem ins Bein ziehenden Spinalnerven. Dies ist auch der Grund, warum in diesem Stadium meist die Schmerzausstrahlung ins Bein fehlt. Bei Versagen konservativer Therapiemaßnahmen wird hier neuerdings die so genannte **Intradiskale Wärmebehandlung** (IDET = Intradiskale Elektrothermale Therapie) empfohlen. Das Prinzip dieses perkutanen Verfahrens besteht darin, dass unter Röntgenkontrolle über eine dünne Kanüle ein biegsamer Metall-Katheter in den hinteren Bereich des Bandscheibenringes im Bandscheibenraum platziert wird. Dieser Katheter wird durch einen Wärmegenerator nach einem bestimmten Stufenschema bis auf 95 °C erhitzt. Dadurch kommt es zu einer Auflösung der Kollagenfaserverbindungen im Faserring der Bandscheibe, einer anschließenden Verklebung und im Idealfall festen Vernarbung. Gleichzeitig werden die durch den Reiz der Bandscheibenverlagerung eingesprossten, die Schmerzen auslösenden Nervenendigungen durch die Hitze zerstört. Dieses Verfahren zeigt in bisher durchgeführten Studien akzeptabel gute Ergebnisse, muss allerdings mit großer Sorgfalt und strenger Indikationsstellung angewandt werden. Da es sich um ein erst in den letzten zwei Jahren am Patienten angewendetes Verfahren handelt, liegen allerdings zum jetzigen Zeitpunkt noch keine verlässlichen Spätergebnisse vor. Dieses Verfahren dient **nicht** zur Behandlung eines Bandscheibenvorfalles mit Nervenkompression, sondern zur Behandlung so genannter diskogener Kreuzschmerzen in einer frühen Phase der Bandscheibendegeneration (s. auch S. 38).

Im Gegensatz hierzu handelt es sich bei den im Folgenden vorgestellten Verfahren um Maßnahmen zur Behandlung einer Bandscheibenvorwölbung bzw. eines Bandscheibenvorfalles mit entsprechenden, in das Bein ausstrahlenden Beschwerden.

In den letzten 35 Jahren wurden folgende minimal-invasive, so genannte perkutane Verfahren entwickelt:

- Die **Chemonukleolyse** mit Chymopapin (CNL).
  Hierbei handelt es sich um die enzymatische Auflösung degenerierter Bandscheibenanteile.
- Die **automatisierte, perkutane, lumbale Diskektomie (APLD).**
  Diese Methode wurde auch als »Absaugmethode« bekannt.
- Die **perkutane, endoskopische, lumbale Diskektomie (PELD).**
  Hier erfolgt die Entfernung des Bandscheibengewebes unter direkter endoskopischer Sicht.
- Die **perkutante, lumbale Laser-Diskus-Dekompression (PLDD)**
  Bei diesem Verfahren wird über eine Quarzfaser Laserenergie auf den Bandscheibenkern appliziert, durch dessen Wärme bzw. Hitzeeffekt es zu einer Schrumpfung, Verdampfung und Abtragung von Bandscheibengewebe kommt.
- Die **endoskopische, transforaminale Diskektomie.**
  Prinzip dieses Verfahrens ist die endoskopische Entfernung von Bandscheibengewebe aus dem Wirbelkanal, wobei die Instrumente über das Zwischenwirbelloch (Foramen) in örtlicher Betäubung eingebracht werden.

Das Ziel aller Methoden ist, mit Hilfe der vorhandenen technischen Möglichkeiten den krankhaft veränderten und vorgetriebenen Kern der Bandscheibe (Nukleus) zu verkleinern. Die verbesserte technische Ausstattung hat es ermöglicht, dass unter endoskopischer Kontrolle ebenfalls Bandscheibensequester entfernt werden können. Voraussetzung ist allerdings, dass das hintere Längsband unversehrt ist und sich die abgestoßenen Gewebeanteile in der Begrenzung des Zwischenwirbelraumes befinden, allenfalls diesen nur leicht nach hinten überschreiten. Das Wirkungsprinzip besteht demnach darin, den Bandscheibeninnendruck so zu senken, dass dadurch gereizte oder durch Druck geschädigte Nervenwurzeln entlastet werden. Mit automatisierten und biegsamen Instrumenten gelingt die oft schwierige Punktion und Verkleinerung der 5. Lendenbandscheibe leichter.

Die enzymatische Auflösung degenerierter Bandscheibenanteile ist in ihrer Bedeutung deutlich gegenüber den mechanisierten Verfahren gesunken. Mit Chemonukleolyse **(CNL)** wird die teilweise Auflösung des erkrankten Gallertkerns der Bandscheibe durch Einspritzen eines aus der Papaya-Frucht gewonnenen Enzyms (Chymopapain) bezeichnet. Die auf chemischem Wege hervorgerufene Verminderung des Volumens von vorgewölbten Bandscheibenteilen führt zu der gewünschten Druckentlastung der Nervenwurzel. Die Chemonukleolyse ist angezeigt in Fällen mit Beinschmerzen (Ischialgien), bei denen sich auch die Indikation zur Operation stellen würde. Die Kriterien für ihre Durchführung gleichen denen bei der perkutanen Nukleotomie.

Da der Eingriff nicht frei von Risiken ist, sind die gleichen strengen Maßstäbe anzulegen, wie sie für die Operation gefordert werden (s. S. 73 oben). Die Gefahr allergischer Reaktionen (anaphylaktischer Schock) durch das pflanzliche Fremdeiweiß erfordert besondere Vorsichtsmaßnahmen. Bei bekannter Überempfindlichkeit gegen die Papaya-Frucht hat der Eingriff, der bei jedem Patienten nur einmal durchgeführt werden darf, zu unterbleiben.

Bei der so genannten automatisierten, perkutanen, lumbalen Diskektomie **(APLD)**, welche im Jahre 1985 erstmals publiziert wurde, wird in örtlicher Betäubung unter Röntgenkontrolle ein 3 mm dickes, am vorderen Ende mit einer seitlichen Öffnung versehenes Metallröhrchen in den Bandscheibenraum eingebracht. In diesem so genannten Arbeitsschaft befindet sich ein kleines, mit hoher Frequenz oszillierendes Messerchen, welches guillotinenähnlich das über ein Saug-Spül-System in die Öffnung angesaugte Bandscheibengewebe abschneidet und so zu einer Verkleinerung des Bandscheibenkernes führt. Dieses mit sehr viel Euphorie in der 2. Hälfte der 80er Jahre propagierte Verfahren stellte sich in Anfang der 90er Jahre veröffentlichten wissenschaftlichen Studien als wirkungslos heraus. Die Erfolgsrate liegt unter 40 %, so dass eine derzeitige Anwendung nicht mehr gerechtfertigt erscheint.

Das Prinzip der perkutanen, endoskopischen, lumbalen Diskektomie ist dem der APLD nur vordergründig ähnlich. Bei der **PELD** wird entweder von einer, gelegentlich auch von zwei Seiten ein etwas dickeres (bis zu 6 mm) Metallröhrchen in die Bandscheiben eingeführt. Hierüber können verschiedene Instrumente (Fasszangen, so genannte Shaver, flexible Fasszangen, retrograd öffnende Fasszangen) in den Bandscheibenraum eingebracht und zur Entfernung des weichen Bandscheibenkerns vorwiegend aus dem hinteren Teil der Bandscheibe, wo der Bandscheibenvorfall in der Regel lokalisiert ist, verwendet werden. Dieser Vorgang wird regelmäßig durch ein entweder gleichzeitig oder von der Gegenseite eingeführtes, mit einer Chipkamera verbundenes Endoskop auf dem Videobildschirm kontrolliert. Der entscheidende Vorteil dieses Verfahrens gegenüber der automatisierten, perkutanen, lumbalen Diskektomie liegt in der visuellen Kontrolle des Operationsvorganges sowie in der Möglichkeit unterschiedliche, der jeweiligen anatomischen Situation angepasste Instrumente einbringen zu können. Dieses Verfahren hat sich in prospektiven Studien bei entsprechender Indikationsstellung als wirksam erwiesen und wird heute noch angewendet. Wichtig für den Erfolg ist auch hier allerdings die sehr strenge und sorgfältige Patientenauswahl. Die gleichzeitige Anwendung des Lasers im Sinne eines zusätzlichen Instrumentes bei diesem Verfahren bringt allerdings keine entscheidenden Vorteile, obgleich gelegentlich über gegenteilige Erfahrungen berichtet wird.

Die Anwendung des Lasers bei der perkutanen, lumbalen Laser-Diskus-Dekompression **(PLDD)** hat sich nicht durchgesetzt. Vor allem die nicht visuell kontrollierte Applikation von Laserenergie in den Nucleus pulposus birgt einerseits die Gefahr unkontrollierter thermischer Effekte und sonstiger Komplikationen (siehe unten) bei andererseits bisher nicht durch wissenschaftliche Studien belegter Wirkung. Zur Zeit gibt es keine exakten wissenschaftlichen Daten, ob die Anwendung des Lasers im Bandscheibenraum den konventionellen Verfahren ebenbürtig oder gar überlegen ist.

Mit der Einführung verschiedener Lasersysteme war die Hoffnung verbunden, das Spektrum perkutaner Behandlungsverfahren entscheidend verbessern zu können. Erfahrung in der Handhabung und besondere Kenntnisse der Wirkungsweise sind erforderlich, um bei Gebrauch des Lasers thermische Schädigungen der nervalen Strukturen direkt oder in der Umgebung des Bandscheibenraumes zu vermeiden. Es ist nicht der größere technische Aufwand, der eine allgemeine Einführung verhindert hat, sondern es wird die therapeutische Leistung der Laseranwendung ernsthaft in Frage gestellt.

Das Mitte der 90er Jahre publizierte Verfahren der **endoskopisch transforaminalen Bandscheibenentfernung** (Diskektomie) ist durch die Einführung sehr dünner Endoskope als technische Verbesserung perkutaner Verfahren möglich geworden. Mit diesem Verfahren können in entsprechend erfahrenen Zentren auch Bandscheibenanteile entfernt werden, welche durch das Zwischenwirbelloch (Foramen) ausgetreten sind, aber auch so genannte im Wirbelkanal liegende Bandscheibensequester können verkleinert oder gar entfernt werden. Dieses Verfahren erfordert jedoch eine hohe Routine und ist mit einem nicht unerheblichen potenziellen Risiko einer Verletzung des Spinalnerven behaftet. Andererseits liegen auch für dieses Verfahren bisher keine verlässlichen wissenschaftlichen Daten vor.

Die Einschränkung in der Anwendung aller perkutanen Verfahren ergibt sich aus der sehr streng zu stellenden Indikation. Die Erfolgsrate der Behandlung wird sehr unterschiedlich angegeben, auch abhängig von der Erfahrung, die der behandelnde Arzt mit dem von ihm bevorzugten Verfahren gemacht hat. Die Häufigkeit der Anwendung perkutaner Verfahren liegt derzeit etwa bei 1 bis 5 % im Vergleich zur Anzahl der offenen Bandscheibenoperationen. Die Ergebnisse sind unterschiedlich. Sie führen je nach angewandter Methode von eindeutiger Empfehlung über deutliche Zurückhaltung bis hin zur Ablehnung. Alle hier aufgeführten perkutanen Verfahren, insbesondere das der Chemonukleolyse, sollten auf medizinische Einrichtungen beschränkt bleiben, in denen routinemäßig auch Bandscheibenvorfälle operiert werden.

> Zu den Vorteilen der perkutanen Operationsverfahren gehört, dass muskuläre Rückenschmerzen deutlich weniger ausgeprägt sind als bei der Chemonukleolyse, im Wesentlichen wohl deshalb, weil die Höhe des Zwischenwirbelraums nach dem Eingriff im Gegensatz zur Chemonukleolyse praktisch unverändert bleibt und die zusätzliche Belastung der Wirbelgelenke dadurch ausbleiben kann.

Komplikationen und Therapieversager sind bei der Chemonukleolyse häufiger als bei den anderen Verfahren. Die Notwendigkeit nachfolgender offener Operationen kann auf 10 % bis etwa 15 % geschätzt werden.

Die zu erwartende fortschreitende technische, instrumentelle und damit verbunden methodische Entwicklung perkutaner Verfahren wird dazu führen, dass die Zahl der offenen Operationen lumbaler Bandscheibenvorfälle bei denkbarer Erweiterung des Indikationsspektrums für perkutane Verfahren gesenkt und die Dauer der stationären Krankenhausaufenthalte kostensparend verkürzt werden kann.

Nur Geduld und konsequente Weiterbehandlung gewährleisten den Behandlungserfolg

Viele der Betroffenen, die unter durch Bandscheibendegeneration bedingte Schmerzen leiden, setzen große Hoffnungen in die perkutanen Verfahren, gehen sie doch von der Erwartung aus, ohne große therapeutische Umwege schnell beschwerdefrei zu werden, um in ihren beruflichen Verantwortungsbereich zurückkehren zu können, um gesellschaftlich und privat wieder integriert zu sein. Das kann in Einzelfällen zutreffen. Der verständliche Wunsch nach »schneller« *und* erfolgreicher Behandlung birgt aber nicht nur die Gefahr einer erweiterten Indikationsstellung in sich, sondern er verführt dazu, die Prinzipien der geforderten vorangestellten konservativen Behandlung, einer notwendigen Nachsorge und Weiterbehandlung des Patienten zu vernachlässigen. Berichte über sensationelle therapeutische Erfolge ohne die Notwendigkeit weiterer Behandlungsmaßnahmen bleiben Ausnahmen. Der Patient bedarf nach seiner perkutan durchgeführten Bandscheibenbehandlung nicht nur einer mindestens 24-stündigen Überwachung möglichst unter ärztlicher Betreuung, sondern es muss gewährleistet sein, dass der Kranke veranlasst wird, eine angemessene Ruhezeit zur Entlastung des geschädigten Bewegungssegments einzuhalten, bevor rehabilitative Maßnahmen durch wirbelsäulengerechte und muskelstärkende Übungen zur Anwendung kommen. Diese können ambulant unter Anleitung und Aufsicht von Fachpersonal vorgenommen werden, sofern keine Wirbelsäuleninstabilität vorliegt. Erfahrungsgemäß ist allerdings ein stationärer Aufenthalt in einer Rehabilitationseinrichtung nach erfolgreicher perkutaner lumbaler Diskektomie, wie auch nach offener mikrochirurgischer Behandlung, für die frühzeitige Wiedereingliederung in den beruflichen und sozialen Bereich förderlich. Bei Bestehen einer Wirbelsäuleninstabilität wird die Weiterbehandlung unter stationären Bedingungen notwendig. Zumindest lässt sich belegen, dass bei Patienten, die in der hier geforderten Weise ärztlich und krankengymnastisch betreut wurden, deutlich bessere Behandlungsergebnisse erzielt werden konnten als bei jenen, die ohne weitere ärztliche Führung nach perkutaner Diskektomie wegen anhaltender oder neuerlicher Beschwerden erst später zur Rehabilitationsbehandlung eingewiesen wurden.

Operative Behandlung beim Bandscheibenvorfall

Wann wird operiert? (Indikation)

Ein (offener) operativer Eingriff wird nur dann vorgenommen, wenn

1. die Diagnose »Bandscheibenvorfall« gesichert ist **und**
2. eine zielstrebige konservative Behandlung oder andere Behandlungsmethoden erfolglos geblieben sind **und**
3. keine anderen, den Patienten gefährdenden Erkrankungen vorliegen, die (außer bei absolut notwendiger Operationsindikation) die operative Behandlung verbieten.

Es ist zu entscheiden, ob die Operation

- als absolut notwendig oder dringlich notwendig eingestuft und – wenn keine, das Leben des Patienten gefährdenden Risiken vorliegen –
- als notwendig, aber nicht als dringlich angesehen werden muss,
- ob sie in das Ermessen des Patienten gestellt werden kann (fakultative Indikation) oder
- ob sie nicht angezeigt, das heißt kontraindiziert ist.

Absolut notwendige und dringlich notwendige Operation

Eine Operation wird sofort (absolut) notwendig, wenn ein gewöhnlich medialer Bandscheibenvorfall Blasen- und Mastdarmlähmungen und gleichzeitig hochgradige neurologische (vor allem motorische) Störungen verursacht hat. In diesen Fällen dürfen Vorerkrankungen mit hohem Lebensrisiko (Risikofaktoren) außer Acht gelassen werden. Die Querschnittslähmung ist allerdings bei einem Bandscheibenvorfall eine sehr selten vorkommende Komplikation.

Eine dringlich notwendige Indikation liegt vor, wenn eine Operation innerhalb kurzer Frist wegen akut aufgetretener, rasch fortschreitender oder sofort hochgradiger Lähmungen (Paresen) vorgenommen werden muss.

Die Qualität der durch den Bandscheibenvorfall ausgelösten Gesundheitsstörung bestimmt, inwieweit Risikofaktoren außer Acht gelassen werden dürfen.

Notwendige, aber nicht dringliche Operation

Normalerweise werden bei einem gesicherten Nachweis des Bandscheibenvorfalls und bei Fehlen neurologischer Funktionsstörungen (Lähmungen, ausgedehnte Gefühlsstörungen) die Schwere und das Ausmaß des Schmerzbildes für den Zeitpunkt der Operation bestimmend sein. Voraussetzung ist jedoch eine erfolglose konservative Behandlung, die möglichst unter stationären Bedingungen durchgeführt worden sein sollte. In Ausnahmefällen können die Schmerzen so zermürbend sein, dass von diesem Grundsatz abgewichen werden muss. Dem Patienten ist dann jede Maßnahme zur Beseitigung seiner Schmerzen willkommen (»Es muss etwas geschehen – ich halte es nicht mehr aus«).

Die Indikation zur Operation eines Bandscheibenvorfalls mit reiner Kreuz-Bein-Schmerzsymptomatik ist immer gewissenhaft zu überprüfen und muss eng gestellt werden. Leichtere Störungen der Gefühlsempfindung oder der Verlust von Muskeleigenreflexen sind kein zwingender Grund für eine Operation.

Vollständige (komplette), die Qualitäten Schmerz, Gefühl, Motorik umfassende Schädigungen oder unvollständige (inkomplette) Störungen der Leitungsfunktion einer oder mehrerer Nervenwurzeln rechnet man in Abhängigkeit von der zeitlichen Dauer und dem Ausmaß bestehender neurologischer Funktionsbeeinträchtigung dieser Indikationsgruppe zu.

Der Arzt sollte einen Patienten nicht gegen dessen Willen zur Operation bewegen. Besteht eine absolut notwendige Indikation und der Kranke lehnt den Eingriff ab, muss der Betroffene überzeugt werden, dass nur die Operation weitergehenden gesundheitlichen Schaden von ihm abwenden kann. Auf der anderen Seite ist höheres Alter kein Grund, dem Patienten die operative Behandlung zu verweigern, wenn vor allem die Schmerzen die Lebensqualität erheblich einschränken.

Fakultative (soziale) Operationsindikation

Eine fakultative, auch soziale Operationsindikation ist dann gegeben, wenn wiederholt und ergebnislos konservativ behandelt wurde, perkutane Verfahren versagt haben oder wegen falscher Indikation erfolglos bleiben mussten, wenn die Erkrankung mit langdauernder Arbeitsunfähigkeit zu sozialer Unsicherheit geführt hat, wenn auch ohne sicheren Nachweis eines Bandscheibenvorfalls, jedoch bei Anwesenheit knöcherner Veränderungen der Lendenwirbelsäule, welche die Weite des Wirbelkanals einengen und die Nervenwurzelaustrittsöffnungen verlegen können, eine Funktionsstörung einer oder mehrerer Nervenwurzeln vorliegt und die Operation die letzte mögliche Behandlungsmaßnahme ist. Da die operativen Maßnahmen erfahrungsgemäß ausgedehnter sind und die Aussichten einer erfolgreichen Operation geringer sein können, muss der Kranke eingehend über die möglichen Auswirkungen unterrichtet werden. Mitentscheidend ist hier die Meinung des Patienten, wie er seine Schmerzen empfindet und wie er diese in Beziehung zu seinem Leben einordnet (»So will ich nicht weiterleben«).

Wann darf nicht operiert werden? (Kontraindikation)

Sind die Voraussetzungen für eine Operation erfüllt und sind die Gründe, die gegen sie sprechen könnten, berücksichtigt worden, so sollte operiert werden.

Ist dagegen die *Diagnose* »Bandscheibenvorfall« *unklar*, handelt es sich um reine Rückenkreuzschmerzen (z. B. aufgrund eines Facettensyndroms) und bestehen *keine Beinschmerzen*, so ist vor einer übereilten Entscheidung zur Operation zu warnen. Zurückhaltung ist geboten, wenn der Patient übergewichtig ist, ein reines Schmerzbeschwerdebild vorliegt und er unzureichend konservativ vorbehandelt worden ist oder wenn der Patient Misstrauen gegenüber einer Operation hegt. Es ist auch daran zu denken, dass sich seelische Probleme gelegentlich in (psychogenen) Kreuz-Bein-Schmerzen äußern können. Nicht zuletzt kommen auch andere Ursachen außer einer degenerierten Bandscheibe für das Schmerzgeschehen in Frage.

Fehlende diagnostische Hinweise auf einen Bandscheibenvorfall oder auf knöchern bedingte Kompressionen nervaler Strukturen verbieten den operativen Eingriff. Die Schmerzen müssen andere Gründe haben.

Das Aufklärungsgespräch vor der Operation: Worüber muss informiert werden?

Der Arzt stellt aufgrund der vorliegenden Befunde im Einzelfall fest, ob eine Operation notwendig oder sinnvoll ist. Ob operiert wird, hat aber der Patient zu entscheiden. Der Patient muss deshalb wissen, welche Operation vorgesehen ist und welche Belastungen und Risiken sie mit sich bringen kann. Dazu dient das Gespräch zwischen Arzt und Patient. Dieses schafft die Grundlage für ein Vertrauensverhältnis zwischen ihm und dem behandelnden Arzt. Es soll die Hoffnung des Kranken stärken, dass die beabsichtigte operative Behandlung Besserung bringen wird. Der Patient muss aber auch wissen, dass der Arzt keine Wunder bewirken kann und dass die beabsichtigte Operation möglicherweise ohne Erfolg bleiben wird.

Der Arzt muss seiner Aufklärungspflicht einfühlsam nachkommen. Er hat dem Patienten zu erläutern, welche Art der konkreten operativen Behandlung geplant ist, welche Tragweite der Eingriff haben kann und ob es statt der vorgesehenen Operation eine andere gleichwertige Behandlungsmethode gibt, die die Operation unter Umständen entbehrlich macht. Falls es besondere Risiken im Zusammenhang mit der geplanten Operation gibt, muss der Arzt den Patienten darauf hinweisen und hat mögliche Komplikationen und ihre Auswirkungen für den Kranken zu erörtern.

Eine Aufklärung im Operationssaal oder kurz vor der Operation reicht nicht aus. Der Patient muss unbelastet frei entscheiden können, ob er sich operieren lässt. Empfehlenswert ist ein erstes Informationsgespräch bei der ambulanten Vorstellung mit Hinweis auf verständliche Patientenlektüre, danach kann die unmittelbar präoperative Aufklärung mit Einholung der Einverständniserklärung am Tage vor der Operation erfolgen, möglichst jedoch nicht erst am Abend vorher.

Ziel der Operation

Hauptanliegen des Arztes ist es, durch eine Operation die Schmerzen, vornehmlich die Beinschmerzen, zu beseitigen. Der Erfolg der operativen Therapie kann dadurch begrenzt werden, dass nicht die Ursache, sondern die Folgen der Bandscheibenerkrankung behandelt werden, dass also die Grunderkrankung weiter besteht und neue Beschwerden verursachen kann. Dadurch erklärt sich, dass es keinen 100 %igen Behandlungserfolg geben kann. So können auch Kreuzschmerzen fortbestehen.

Das *Risiko* einer Bandscheibenoperation wird allgemein überschätzt: Die Operation stellt keinen bedrohlichen Eingriff dar. Narkosezwischenfälle kommen äußerst selten vor.

Die *Entzündung* von Bandscheibenresten im Zwischenwirbelraum (Diszitis) und der angrenzenden Wirbelkörper (Spondylodiszitis) ist eine selten auftretende Folgeerscheinung nach Bandscheibenoperationen (Häufig-

Komplikationen

Im Zusammenhang mit der Operation können *Komplikationen* auftreten, die, weil bekannt, in der Regel erfolgreich behandelt werden.

Dazu zählen:

- Venenentzündungen,
- Embolien,
- Nachblutungen,
- oberflächliche und tiefe Wundheilungsstörungen, Entzündungen der Restbandscheiben und der Wirbelkörper im operierten Gebiet.

Während der Operation:

- (selten) Nervenfaser- und Nervenwurzelschädigungen mit möglichen Teillähmungen,
- Verletzungen der harten Rückenmarkshaut mit Austritt von Nervenwasser und Ausbildung einer Fistel,
- Gefäßverletzungen im Bauchraum,
- allgemeine und nervale Lagerungsschäden.

keit um 1–2 %). Heftige örtliche Schmerzen in Verbindung mit Zeichen einer allgemeinen Infektion weisen auf diese Komplikation hin; diese Infektionszeichen – erhöhte Blutsenkungsgeschwindigkeit, Anstieg des C-reaktiven Proteins (CrP), Fieber, Abgeschlagenheit – können manchmal jedoch auch fehlen. Eine konsequent durchgeführte Behandlung (Liegebehandlung in Gipsschale, Antibiotikagabe und ausreichende Schmerzmedikation, nach erreichter Schmerzfreiheit Anpassung eines orthopädischen Stützmieders und stufenweiser Beginn der Mobilisation) führt erfahrungsgemäß zu Schmerzfreiheit und völliger Ausheilung. Gelegentlich muss der Entzündungsherd operativ ausgeräumt und das Wirbelsäulensegment versteift werden.

Querschnittslähmungen nach einer Bandscheibenoperation kommen praktisch nicht vor, wohl aber Blasen- und Mastdarm-Störungen.

Auf die Möglichkeit, dass nach einer Bandscheibenoperation ein *Rezidiv,* das heißt ein neuerlicher Vorfall, oder durch Narbenbildung bedingte Schmerzzustände auftreten können, muss der Patient ebenfalls hingewiesen werden. Erwähnung finden soll auch eine mögliche Folge der Operation, das Postdiskektomiesyndrom (s. S. 90).

Hat der Patient das Gefühl, dass die Indikation zur Bandscheibenoperation gewissenhaft gestellt wurde, und ist er überzeugt, dass die Operation für ihn die nunmehr einzige Möglichkeit ist, von seinen unerträglichen und ihn zermürbenden Beinschmerzen befreit zu werden, dann wird er auch dem Aufklärungsgespräch vertrauensvoll folgen.

Die Lektüre dieses Ratgebers hilft dem Patienten ebenfalls, die Tragweite seines Entschlusses zu erfassen, wenn er dem Ratschlag des Arztes, sich operieren zu lassen, zugestimmt hat. Ähnliches gilt für die perkutanen Verfahren.

Was wird bei der Operation gemacht?

Die Operation wird in allgemeiner Narkose, in Bauch- oder Knie-Ellenbogen-Lage des Patienten unter dem Mikroskop (offen mikrochirurgisch) vorgenommen.

Entsprechend der Lage des Bandscheibenvorfalls wird die Muskulatur rechts, links oder beidseits der Dornfortsätze abgeschoben. Die genaue Höhe des zu operierenden Bandscheibenraumes wird unter Röntgendurchleuchtung mit einer Nadel markiert.

Der Operateur legt einen sparsamen Hautschnitt über den Dornfortsätzen (Mittellinie) in Körperlängsrichtung oder quer dazu an, der Spalt zwischen den Wirbelbögen wird offen gelegt, das diese verbindende Band von gelbem Aussehen (Ligamentum flavum) entweder teilweise ausgeschnitten (Flavektomie) oder zurückgehalten und später wieder eingelegt. Dadurch ist der Wirbelkanal eröffnet, die Nervenwurzel kann aufgesucht und der Bandscheibenvorfall sichtbar gemacht werden. Das bei der Operation entfernte degenerierte Bandscheibengewebe wird routinemäßig zur feingeweblichen (histologischen) Untersuchung weitergeleitet.

Oft ist es erforderlich, Teile des oberen und unteren Wirbelbogens sparsam mitabzutragen. Dieses als »erweiterte Fensterung« bezeichnete Vorgehen ist die am häufigsten angewandte Methode. Sie hat in dieser Form keine negativen Auswirkungen auf die Festigkeit der Wirbelsäule. Die Wirbelgelenke bleiben unversehrt (Abb. 23 a).

Bei einer erworbenen oder angeborenen Verengung des Wirbelkanals (z. B. nach mehrmaligen Bandscheibenoperationen mit ausgedehnten Vernarbungen) können Operationsverfahren notwendig werden, die eine ausreichende Entlastung der durch Druck geschädigten nervalen Strukturen, meistens der Nervenwurzeln, gewährleisten. Dieses Ziel wird erreicht, wenn ein Wirbelhalbbogen einer Seite (Hemilaminektomie, s. Abb. 23 b) oder beider Seiten einschließlich des Dornfortsatzes entfernt werden (Laminektomie). Die entsprechenden Verfahren können auf mehrere Wirbelsegmente ausgedehnt werden. Die Laminektomie, weniger die Hemilaminektomie, kann erhebliche Probleme in Form einer Wirbelsäuleninstabilität nach sich ziehen. Aus diesem Grunde ist sorgfältig zu prüfen und entsprechend den zugrundeliegenden Befunden abzuwägen, ob gleichzeitig oder in einer späteren Sitzung eine Versteifungs- oder Fusionsoperation durchgeführt werden muss (s. unten).

Normalerweise entfernt man nicht die gesamte Bandscheibe, sondern nur die Teile, die sich abgestoßen haben, vorgefallen oder sequestriert sind. Gleichzeitig ist man bemüht, auffällig zermürbtes (häufig bei älteren Patienten) und degeneriert-weiches Bandscheibengewebe mitzuentfernen, um die Gefahr eines erneuten Bandscheibenvorfalls (Rezidiv) herabzusetzen (s. S. 90). Es wird darauf verzichtet, die fehlenden Bandscheibenanteile zu ersetzen, da ein entsprechender Ersatz nicht verfügbar und vielfach auch nicht notwendig ist. Der Krankheitsvorgang, der zum Bandscheibenvorfall geführt hat, bedingt eine Verschmälerung des Zwischenwirbelraumes, die Bandscheibe verliert an Elastizität, das Bewegungssegment wird instabil. Jede Bandscheibenoperation verstärkt die Instabilität. Dadurch können zusätzlich lokale Schmerzprobleme entstehen und Nervenwurzelschmerzen (radikuläre Schmerzen) oder diesen ähnliche Schmerzzustände (pseudoradikuläre Schmerzen) auftreten. Eine im Hinblick auf die weitere Behandlung problematische Folgeerscheinung der Operation ist das Postdiskektomie- oder Postdiskotomiesyndrom (s. S. 90).

Die oft enttäuschenden Ergebnisse der konservativen Behandlung derartiger chronischer Schmerzzustände haben zur Entwicklung von Bandscheibenersatz und Operationsverfahren geführt, die das Ziel haben, die Instabilität im Bewegungssegment durch dessen Ruhigstellung (Stabilisierung) zu beheben.

Der künstliche Bandscheibenersatz

In den letzten Jahren richten sich zunehmend die wissenschaftlichen Aktivitäten auf die Erforschung von Materialien und Methoden zum partiellen oder kompletten Ersatz degenerierter Bandscheiben. Eine Reihe von Patienten leidet unter schmerzhaftem Bandscheibenverschleiß, ohne dass sich je ein Bandscheibenvorfall ausbildet und ohne dass die üblichen konservativen Therapieverfahren einschließlich der beschriebenen minimal-invasiven Verfahren dauerhafte Hilfe bringen. Die im Folgenden be-

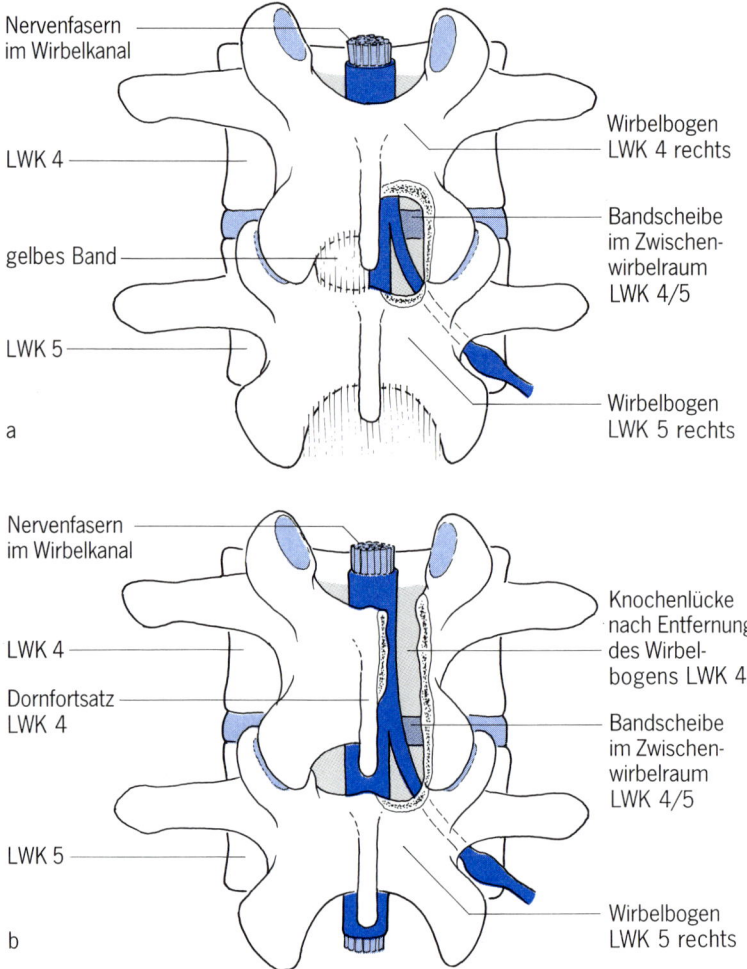

Abb. 23: a) Fensterungsoperation nach Entfernung des gelben Bandes mit Nervenwurzelabgang in Bezug zur 4. Lendenbandscheibe (Aufsicht von hinten);
b) Einseitige Wirbelbogenentfernung (Hemilaminektomie) mit Nervenwurzelabgang
L_5 in Bezug zur 4. Lendenbandscheibe (Aufsicht von hinten)

schriebenen Materialien, Implantate und Verfahren sind noch überwiegend experimenteller Natur und können daher noch nicht als Routine-
verfahren angesehen werden. Sie eröffnen jedoch neue Perspektiven in
der Behandlung von degenerativen Bandscheibenerkrankungen.

Zur Zeit werden zwei unterschiedliche Bandscheibenphilosophien wissenschaftlich bearbeitet:

1. Der künstliche Ersatz des Bandscheibenkerns
2. Der totale Bandscheibenersatz

Nach Abschluss experimenteller Studien werden zur Zeit in kontrollierten, wissenschaftlichen Studien unterschiedliche Implantate erprobt, welche den Bandscheibenkern ersetzen. Diese Implantate bestehen in der Regel aus so genannten Hydrogelen. Das sind Materialien, welche in der Lage sind, Flüssigkeit aufzunehmen und unter Belastung abzugeben. Sie »imitieren« somit das Verhalten des normalen Bandscheibenkernes im Tagesrhythmus. Dieser künstliche Nucleus pulposus kann über minimal-invasive Zugänge eingebracht werden. Er soll die durch den Bandscheibenverschleiß herabgesetzte Bandscheibenhöhe zum Teil wieder herstellen und darüber hinaus den weiteren Verschleiß der Bandscheibe aufhalten.

Prinzip des kompletten Bandscheibenersatzes ist es, die Bandscheibe bis auf Teile des Faserringes komplett zu entfernen und durch ein Implantat zu ersetzen. Dieses besteht in der Regel aus zwei metallenen »Endplatten«, welche in den angrenzenden Wirbeln verankert sind, und einem dazwischen liegenden »Inlay«, welches entweder aus Polyethylen-Kunststoff oder einer gummiartigen Substanz besteht. Zur Zeit werden weltweit drei dieser Implantatsysteme in klinischen Studien erprobt (Charité-Prothese; ProDisc; Acroflex).

Prinzip des kompletten Bandscheibenersatzes ist es ebenfalls, die ursprüngliche Bandscheibenhöhe und segmentale Beweglichkeit wieder herzustellen. Mit den zur Zeit weltweit verwendeten Implantaten liegen bisher keine homogenen Spätergebnisse vor. Allerdings zeichnet sich schon jetzt ab, dass die Frühergebnisse im Vergleich zu so genannten Versteifungsoperationen an der Wirbelsäule deutlich besser sind. Sicherlich ist hier bei der Indikationsstellung noch Zurückhaltung geboten, um zu vermeiden, dass bei den Betroffenen einer nicht gerechtfertigten Erwartungshaltung Vorschub geleistet wird, da von einer routinemäßigen Anwendung dieser Methode noch keine Rede sein kann. Mit definitiven Ergebnissen laufender Studien ist frühestens innerhalb der nächsten fünf Jahre zu rechnen.

Fusionsoperationen

Die derzeit gebräuchlichen Verfahren, instabile Wirbelsäulensegmente zu versteifen, bieten die Chance, die durch bandscheibenbedingte Lockerung des Bewegungssegmentes entstehenden Behandlungsprobleme zu lösen, insbesondere für jene Patienten, die durch die Bandscheibenoperation nicht beschwerdefrei oder gebessert werden konnten. Die Operationstechnik ist vielfältig. Der Sinn dieses Verfahrens liegt darin, eine starre Verbindung der Wirbelkörper (Bewegungssegmente) zueinander herbeizuführen. Das heißt, dass in diesem fusionierten Abschnitt keine Bewegung mehr stattfinden kann. Fusionsoperationen sind nicht frei von Fehlschlägen und Komplikationen. Sorgfältige Befunderhebung und Befundanalyse sollten zu kritischer Indikationsstellung führen. Sind die örtlichen Voraussetzungen gegeben, ist die partnerschaftliche Behandlung durch den Neurochirurgen und den Orthopäden vorteilhaft, wobei im Einzelfall zu entscheiden ist, welche der verschiedenen Möglichkeiten, die Wirbelsäule oder das Bewegungssegment operativ zu versteifen, angewandt werden soll.

Risiko und Komplikationen der Operation

Das Risiko der Bandscheibenoperation ist gering und entspricht dem bei jeder allgemeinen Narkose und anderen chirurgischen Eingriffen.

Mit allgemeinen, *nicht operativ verursachten Komplikationen* muss in einer Häufigkeit von zwischen 0,21 % bis 1,05 % gerechnet werden, wobei oberflächliche und tiefe Beinvenenthrombosen sowie nicht tödliche Lungenembolien geringfügig häufiger sind.

Auf typische Komplikationsmöglichkeiten und Risiken während und nach einer Bandscheibenoperation muss der Arzt vor dem Eingriff hinweisen. Ihre Erwähnung und Erörterung ist Bestandteil des ärztlichen Aufklärungsgesprächs (s. S. 75 ff.).

Die Häufigkeit *operationsbedingter Komplikationen* lässt sich aus der folgenden Aufstellung ablesen:

● **Tab. 1 Komplikationen bei Bandscheibenoperationen (Mittelwerte in Prozent)**

beherrschbar		spätere Besserung möglich		mögliche Dauerfolgen	
Blutungen während der Operation	2,65	Lagerungsschäden	0,25	Wurzelverletzungen	0,6
Höhenlokalisation	2,75	Nervenläsionenen	0,03	Motorische Verschlechterungen	0,75
Verletzungen im Bauchraum (Gefäße, Gefäßfisteln, Harnleiter, Darmverletzungen)	0,07	Nervenwurzelverletzungen	0,8	Postoperative Blasen-Mastdarmstörungen	0,18
Verletzungen der harten Rückenmarkshaut (Dura)	3,15				
Epidurale Nachblutungen	1,0				
Wundheilungsstörungen	3,3				
Bandscheiben-Wirbelkörper-Entzündungen (Spondylodiszitis)	1,6				

(modifiziert nach Angaben von Th. Grumme und D. Kolodziejczyk: Komplikationen in der Neurochirurgie, Blackwell, Berlin 1994)

Was geschieht unmittelbar nach der Operation?

Unmittelbare Folgeerscheinungen der Bandscheibenoperation können – abhängig von der gewählten Lagerung – Schlaflosigkeit, Schwitzneigung, Darmblähungen und Herz- sowie Rippenbogenrandbeschwerden sein. Die Harnblase muss gelegentlich am Operationstag und am ersten Tag nach der Operation mit Hilfe eines Katheters entleert werden, häufig deshalb, weil es schwierig ist, im Liegen Wasser zu lassen. Die Darmtätigkeit normalisiert sich in der Regel zwei bis drei Tage nach der Operation. Schmerzlindernde Mittel verursachen unerwünschte Darmträgheit; den-

noch ist eine ausreichende Gabe von schmerzdämpfenden und muskelentspannenden Mitteln erforderlich, um schmerzhafte Verspannungen
der Rückenmuskulatur zu verhindern und dem Patienten die gewünschte Frühmobilisation zu erleichtern.

In den ersten Stunden nach der Operation liegt der Kranke ausschließlich auf dem Rücken. Zur Vermeidung von Nachblutungen dürfen La-
geänderungen nur vom Pflegepersonal vorgenommen werden.

Am Abend des Operationstages, gewöhnlich jedoch am ersten Tag nach
der Operation kann aufgestanden werden. Mit Unterstützung und Anleitung beginnt damit die Phase der postoperativen Frühmobilisation. Die
Dauer der Bettruhe verlängert sich in Abhängigkeit von dem gewählten
Operationsverfahren.

Der Patient soll insbesondere in den Tagen unmittelbar nach der Operation
und in den folgenden drei bis sechs Wochen gar nicht oder nur wenig sitzen (»Nicht-Sitz-Gebot«). Das Essen kann im Stehen eingenommen werden.
Andere Operateure lassen den Patienten am 1. postoperativen Tag sitzen.
Nach ihrer Erfahrung hat dies weder Auswirkungen auf das Ergebnis noch
auf die Komplikationsrate.

Wenn Wundklammern oder Wundfäden verwandt worden sind, können
diese zwischen dem 6. und 8. Tag entfernt und die postoperativ eingelei-
tete krankengymnastische Übungsbehandlung verstärkt werden.

Nach Bandscheibenoperationen kann es in Ausnahmefällen in der Früh-
phase nach der Operation bis zum ersten oder zweiten Tag, selten später,
zu Nachblutungen kommen, die operativ ausgeräumt werden müssen.
Um der Ausbildung einer Beinvenenthrombose und einer Lungenembo-
lie entgegenzuwirken, wird spätestens am ersten Tag nach, bei bekann-
tem Thromboserisiko schon vor der Operation mit der medikamentösen
Vorsorge begonnen (Prophylaxe).

Mobilisation nach der Operation

Der operierte Patient soll das Bett im Allgemeinen so früh wie möglich
verlassen (Frühmobilisation). Diese Maßnahme dient nicht nur der Verminderung von möglichen Komplikationen (Thrombose; Embolie), sondern soll frühzeitig die medizinische Rehabilitation nach Bandscheibenoperationen einleiten.

Noch vorhandener lokaler Wundschmerz und die Angst, etwas falsch zu machen, führen zu Verspannungen, die zunächst gelöst werden müssen. Dies wird einerseits durch Medikamente erreicht, die Schmerzen unterdrücken und Muskelverspannungen lockern sollen. Andererseits ist es wichtig und notwendig, dass auch Ärzte, Pflegepersonal, Krankengymnastinnen und Krankengymnasten durch genaue Unterweisungen und gezielte Hilfestellungen dazu beitragen, das Selbstvertrauen des operierten Patienten zu stärken. Als Vorbereitung zur Mobilisation nach der Operation dienen daher Übungen zur Entspannung bei stabilisierter Wirbelsäule. Mit Hilfe der Krankengymnastin oder des Krankengymnasten wird am Morgen nach der Operation mit einem allgemeinen Kreislauftraining im Liegen begonnen. In der anschließenden Atemtherapie lernt der Patient, sich zunehmend zu entspannen. Außerdem zeigt man ihm, wie er seine Lage im Bett verändern kann, ohne dass die Wirbelsäule abknickt. Drehbewegungen der Wirbelsäule sollten unbedingt vermieden werden, da diese erfahrungsgemäß verstärkt Beschwerden auslösen können, die sehr hartnäckig sein können.

Wie im Übungsteil (s. S. 148–161) beschrieben und dargestellt, erlernt der Kranke in dieser postoperativen Behandlungsphase das richtige Aufstehen und Hinlegen, seine Haltung im Stand und beim Gehen wird geschult, die Selbstständigkeit gefördert, damit der Patient die erforderlichen täglichen Verrichtungen (Waschen, Anziehen der Kleidung, der Strümpfe, der Schuhe) bald alleine vornehmen kann.

Die Operation war erfolgreich: Wie geht es weiter?

Auch nach der Krankenhausentlassung muss die physikalische, krankengymnastische und gelegentlich medikamentöse Behandlung unter ärztlicher Aufsicht fortgeführt werden. Sie ist wesentlicher Teil der Gesamtbehandlung im Rahmen einer Bandscheibenoperation.

Die Art und das Ausmaß der Weiter- oder Nachbehandlung nach Bandscheibenoperationen hängt von den persönlichen und örtlichen Lebensumständen des Kranken ab. Im Allgemeinen schließt sich an den Krankenhausaufenthalt eine stationäre Anschlussheilbehandlung (AHB) in einer entsprechenden Fachklinik an. Diese Maßnahme dient dazu, den Operationserfolg zu festigen, die eigene körperliche Leistungsfähigkeit wieder herzustellen und zu lernen, sich wirbelsäulenbewusst zu bewegen und zu belasten.

Das erlernte Wirbelsäulen- und Muskeltraining sollte später auf jeden Fall fortgeführt werden. Ein wirkungsvolles Hilfsmittel zur Vorbereitung für Übungen, die man zu Hause durchführen kann, ist ein heißes Bad oder eine heiße Dusche. Die Behandlung kann auch ambulant weitergeführt werden, sofern keine Wirbelsäuleninstabilität besteht. Das macht jedoch nur dann Sinn, wenn die Entfernung zwischen Wohn- und Behandlungsort nicht zu groß ist und die notwendige Ruhepause nach den Anwendungen eingehalten werden kann.

Bewegungsbäder in warmem Wasser, vorzugsweise Thermalbäder, sind für die postoperative Weiterbehandlung zu empfehlen, wenn ärztlicherseits wegen anderer Erkrankungen (z. B. Venenerkrankung, Herz-Kreislauf-Beschwerden) keine Bedenken erhoben werden.

Anleitungen für Übungen während der frühen und späten Rehabilitationsphase finden Sie im Übungsteil ab Seite 162.

Verhalten nach der Operation

Jeder Patient, insbesondere der operierte Kranke, hat letztlich in dem Wissen um die Auswirkungen seiner Bandscheibenschädigung und in *vernunftgemäßer Einschätzung des eigenen körperlichen Leistungsvermögens* selbst zu entscheiden, was er tun darf und was er zu lassen hat. Das gilt für den beruflichen und privaten Lebensbereich, auch für das sexuelle Verhalten. Die Zeit der körperlichen Schonung nach der Operation, die der Patient zur Sicherung des Behandlungserfolgs nutzen soll, beträgt, individuell unterschiedlich, gewöhnlich sechs bis acht Wochen oder länger. Das hängt vom Schweregrad der Nervenschädigung vor der Operation ab, vom Wirbelsäulenbefund, von den Folgen möglicher operativer Komplikationen und letztlich von der Befindlichkeit des Patienten; diese ist der Maßstab für seine soziale und berufliche Wiedereingliederung.

Allgemein gültige Richtlinien, was dem einzelnen Patienten nach einer Bandscheibenoperation erlaubt ist und was nicht, sind schwer festzulegen. Ebenso wenig lassen sich verbindliche Anweisungen erteilen, die das Wiederauftreten von Beschwerden und die Wiederholung eines Bandscheibenvorfalls verhindern können.

Normalerweise kann der Patient nach erfolgreicher Operation und Nachbehandlung in seine gewohnte Umgebung zurückkehren und seinen familiären, gesellschaftlichen und beruflichen Verpflichtungen wieder nachkommen. Nur in wenigen Ausnahmefällen ist eine berufliche Umschulung nach Bandscheibenoperationen notwendig.

Folgt der Patient den ihm erteilten Behandlungsvorschlägen und den hier gegebenen Verhaltenshinweisen, so lernt er, sich wirbelsäulengerecht zu bewegen, und sportliche Betätigung wird ebenfalls wieder möglich sein.

Ergebnisse der operativen Behandlung

Das Ziel der Bandscheibenoperation ist, Schmerzen zu beseitigen und die Grundlage für die Rückbildung von Lähmungen zu schaffen. Immer aber ist zu beachten: Das Bandscheibenleiden beruht auf einem schicksalsmäßigen Gewebeverschleiß mit Riss- und Spaltbildungen. Der Bandscheibenvorfall ist die schwerste Form der Bandscheibenentartung.

Mit der Operation werden nicht die Ursachen der Bandscheibenerkrankung, sondern ihre Folgen behandelt.

Störungen der Wundheilung haben selten Einfluss auf das Ergebnis der Operation. Sie führen allenfalls zu einem verlängerten Krankenhausaufenthalt. Vor der Operation nachweisbare Lähmungen und Gefühlsstörungen, wie Taubheitsgefühle, verschwinden nicht direkt nach dem Eingriff. Oft wird eine vorhandene Gefühlsstörung von dem Kranken erst bemerkt, wenn der Beinschmerz durch die Operation beseitigt worden ist. Eine Besserung kann hier noch nach Wochen oder Monaten eintreten. Wird die erwartete Schmerzfreiheit in der ersten Zeit nach der Operation nicht erreicht, so sind verschiedene Ursachen zu nennen, die in dem Abschnitt »Schmerzen nach der Operation« erwähnt werden.
Die Ergebnisse der operativen Behandlung des lumbalen Bandscheibenvorfalls sind in der Regel gut, wenn die Empfehlung zur Operation wohl überlegt war; sie müssen aber immer unter dem Gesichtspunkt gesehen werden, dass das Operationsziel auf die Beseitigung der Folgen eines Krankheitsgeschehens ausgerichtet ist. Die Ursache, das Bandscheibenleiden, kann weiterwirken:

Sinn (Ziel) und Zweck der Operation ist es daher in erster Linie, die durch den Bandscheibenvorfall verursachten Beinschmerzen (Ischialgien) zu beseitigen und die Rückbildung von Lähmungen zu ermöglichen.

- Die durch die Bandscheibenveränderung (Bandscheibendegeneration) ausgelösten (örtlichen) Beschwerden können gelegentlich bleiben.
- Benachbarte Segmente können ebenfalls erkranken und trotz Behandlung neue Schmerzen hervorrufen.
- Beschwerden, die nach zunächst erfolgreicher operativer Therapie (wieder)auftreten, sind daher nicht in jedem Falle als Versager oder als Folge der chirurgischen Behandlung zu werten.

Etwa 80 bis 85 % der operierten Kranken werden beschwerdefrei oder zumindest später wieder körperlich leistungsfähig. Gelegentlich wiederkehrende wirbelsäulenbedingte Kreuzschmerzen sind normalerweise nicht behandlungsbedürftig. Interessant ist die Erfahrung, dass nach über fünf Jahren in der Befindlichkeit der Betroffenen kein Unterschied mehr festzustellen ist, gleich ob konservativ oder operativ behandelt wurde. Allerdings ist die Phase der Arbeitsunfähigkeit bei Patienten mit Operation kürzer.

Letztlich aber wird das Ergebnis einer Bandscheibenoperation wesentlich vom Verhalten des Patienten in der Zeit nach der Operation beeinflusst: Hat er gelernt, sich wirbelsäulenbewußt zu bewegen und zu leben, wird der Betroffene in Erinnerung an die Schmerzen vor der Operation mit dem erreichten Behandlungserfolg zumeist zufrieden sein.

Schmerzen nach der Operation

Bei vorübergehenden postoperativen Schmerzen ist es Aufgabe des Arztes, den verängstigten Patienten zu beruhigen, indem er die Gründe dafür verständlich erläutert.

Nach anfänglicher Beschwerdefreiheit kann es etwa zwischen dem 3. und 5. Tag postoperativ zu erneuten, dann oft andersartigen Schmerzen kommen, die mit der Mobilisation in Zusammenhang stehen. Die gewöhnlich lang dauernde Fehlstellung der Wirbelsäule vor der Operation hatte Auswirkungen auf die Wirbelgelenke, den Bandapparat und auf die Muskelansätze. Diese verkürzen sich einseitig mit Teilen der durch Fehlbeanspruchung oft bindegewebig degenerierten Muskulatur. Nachdem die Schmerzursache, der Bandscheibenvorfall, beseitigt worden ist, werden die Stellung der fehlbelasteten Gelenke korrigiert und die Bänder und die Muskulatur zu Beginn der postoperativen Mobilisation gedehnt. In der Phase der »Umgewöhnung« kann es deshalb zu Schmerzen in diesem Bereich kommen.

Sind nach der Operation die Beinschmerzen zwar gebessert, aber entgegen den Erwartungen des Patienten nicht verschwunden, können Vernarbungen innerhalb der Nervenwurzel die Ursache sein. Diese Vernarbungen sind Folgen des Drucks, die der Bandscheibenvorfall auf die Nervenwurzel ausgeübt hat. Dadurch können Fehlregulationen – insbesondere der schmerzleitenden Nervenfasern – zu Schmerzen führen. Dies umso mehr, als die Nervenwurzeln unter Umständen aufgrund des nachlassenden äußeren Drucks anschwellen. Unter der Behandlung von abschwellenden Medikamenten bessern sich die Schmerzen erfahrungsgemäß, manchmal »verdämmern« sie erst nach Wochen oder Monaten.

Allerdings sollte man auch wissen, dass es dem Arzt nicht immer möglich ist, für alle Schmerzzustände eine eindeutige Ursache zu ermitteln.

Unverändert bestehende Schmerzen oder neuerlich aufgetretene anhaltende Schmerzen (ohne oder mit neurologischer Verschlechterung) sind problematischer in Bezug auf ihre Behandlung, da sie den Patienten verständlicherweise unzufrieden machen. Welche Gründe gibt es für fortbestehende Schmerzen? Der Bandscheibenvorfall wurde bei der Operation übersehen oder nicht gefunden, der Zugang und die Öffnung des Wirbelkanals sind zu klein gewählt worden, und dadurch ist die oft ergänzend notwendige knöcherne Entlastung der Nervenwurzel unzureichend gewesen, vor allem bei knöchern verursachten Schmerzen (z. B. Wirbelkanalstenose). Operationskomplikationen können ebenso für den negativen Krankheitsverlauf verantwortlich sein. Zu nennen sind neben weiteren Möglichkeiten die falsche Operationsindikation, aber auch zu hohe Erwartungen des Patienten und insgeheim vorhandener Rentenwunsch.

Neuerlich aufgetretenen anhaltenden Schmerzen kann Narbenbildung im operierten Bereich zugrunde liegen. Ungeachtet der Tatsache, dass jede Operation Narben hinterlässt, kommen für eine übermäßige Narbenentstehung sowohl eine entsprechende Veranlagung des Patienten als auch ein ungünstiger Operationsverlauf in Betracht (starke Blutung, Komplikationen). Allerdings sollte die letztgenannte Ursache nicht überbewertet werden, finden sich doch auch bei erfolgreich operierten und beschwerdefreien Patienten Narben. Eine schwer wiegende, in das Risiko einer Bandscheibenoperation fallende Komplikation ist die Entzündung des Bandscheibenbettes und der angrenzenden Wirbelkörper (Spondylodiszitis). Sie kann zu heftigen örtlichen und ausstrahlenden Schmerzen führen. Bei folgerichtig durchgeführter Behandlung, die langwierig sein kann, sind die Heilungsaussichten mit Beschwerdefreiheit gut.

Ein Bandscheibenvorfall-Rezidiv, also ein erneuter Bandscheibenvorfall, kann für anhaltende oder neue Schmerzzustände verantwortlich sein, die Wochen, Monate oder auch Jahre, selten noch während des stationären Aufenthaltes auftreten. Ist auch die Gefahr gering, so muss doch das Rezidiv eines Bandscheibenvorfalls als ein normales Risiko nach einer Bandscheibenoperation angesehen und einkalkuliert werden. Die Häufigkeit liegt um 5%. Die Gefahr eines Rezidivs besteht, weil nicht die ganze, sondern nur Teile der Bandscheibe bei der Operation entfernt werden. Es können aber auch benachbarte Bandscheiben erkranken und eine weitere Operation notwendig machen. In diesem Fall spricht man jedoch nicht von einem Bandscheibenvorfall-Rezidiv, sondern von einer Neuerkrankung.

Postdiskektomiesyndrom. Anhaltende Schmerzen, lokal und oft untypisch ausstrahlend (pseudoradikulär) verbunden mit schmerzhafter Steifheit der Lendenwirbelsäule, sind Hinweise auf einen Zustand, der nur nach offenen Operationen und perkutanen Eingriffen an der Bandscheibe auftritt. Die Hauptursache eines Postdiskektomie(auch Postdiskotomie-)syndroms sind eine Instabilität des operierten Bewegungsabschnitts (Segmentinstabilität) und eine individuelle Veranlagung zu stärkerer Narbenbildung. Die Verdachtsdiagnose stellt sich in Kenntnis der vorangegangenen Operation.

Bei Beschwerden nach einer Bandscheibenoperation, seien sie wiederkehrend oder anhaltend, sollten Sie einen Arzt aufsuchen. Er entscheidet nach erneuter klinischer Untersuchung, ob eine Wiederholung der bildgebenden Diagnostik erforderlich ist.

Behandlungsversagen – was nun?

Allgemeine Schmerzbehandlung. Die Zahl niedergelassener Schmerztherapeuten, vielfach Anästhesisten und die Gründungen von Schmerzambulanzen und Schmerzkliniken sowie die Entwicklung neuer Operationsverfahren zur Schmerzbekämpfung zeigen, welche Aufmerksamkeit den besonderen Problemen des »Schmerz«-Patienten gewidmet wird. Im Bedarfsfall empfiehlt sich die Überweisung in eine entsprechende Arztpraxis oder Einrichtung, die in der Behandlung des »Wirbelsäulengeschädigten« vertraut sein sollten. Bei dieser Patientengruppe nehmen erfahrungsgemäß neben dem organischen Schmerzbild psychosoziale Probleme Einfluss auf das Schmerzgeschehen. Diese bedürfen einer einfühlsamen, verständnisvollen Gesprächsführung und Behandlung. Bei Versagen physiotherapeutischer Maßnahmen, der konventionellen Schmerzbehandlung und bleibt beim chronifizierten radikulären Schmerz die Einspritzung in den Wirbelkanal mit Kortisonsteroiden (epidurale Injektionen) ohne Wirkung, stehen noch operative Behandlungsmethoden zur Verfügung.

In Übereinstimmung mit der Deutschen Gesellschaft zum Studium des Schmerzes ist derzeit von einer Behandlung mit Kochsalzlösungen [(isotone, 0,9%) und hypertone (10%) NaCl] jeweils alleine oder in Kombination mit anderen Substanzen über einen in den Wirbelkanal auf die harte Rückenmarkshaut (epidural) eingelegten Katheter wegen fraglicher therapeutischer Wirkung und möglicher Komplikationen abzuraten.

Operative Schmerzbehandlung. Hierbei kommen Methoden zur Anwendung, die, vereinfacht dargestellt, die »Weiterleitung schmerzhafter Signale blockieren können«. Zunächst wird man versuchen, das Behandlungsziel mit der transkutanen elektrischen Nervenstimulation (TENS) zu erreichen. Diese nicht schmerzhafte Reizung durch die Haut wird mittels kleiner batteriegespeister Reizgeräte durchgeführt. Die TENS-Methode ist einfach anwendbar, komplikationsarm und ohne negativen Gewöhnungseffekt. Als weitere Behandlungsmöglichkeit, die sich bei chronischen Schmerzzuständen anbietet, wenn Medikamente, Injektionsbehandlungen zur Schmerzunterbrechung und operative Verfahren mit Zerstörung schmerzleitender Fasern versagt haben, bringt die epidurale Rückenmarkstimulation (SCS = spinal cord stimulation) bei unterschiedlichen Schmerzsyndromen zufrieden stellende Resultate.

Bei dieser Methode werden Elektroden operativ in den Wirbelkanal auf die harte Rückenmarkshaut in der Mitte eingeführt und im Falle der Ansprechbarkeit nach Probereizung ein Sender-Empfänger-System (letzteres unter die Bauchhaut) implantiert. Der Patient empfindet ein Kribbelgefühl in den Beinen mit gleichzeitigem Nachlassen der Schmerzen. Die Anwendung erfolgt in bestimmten Zeitabständen nach genauer Einweisung. Diese Methode kann bei zurückhaltender Indikationsstellung und unter Beachtung bestehender Kontraindikationen für viele chronische Schmerzpatienten mit radikulär ausstrahlenden Schmerzen wirksame Hilfe und Erleichterung bringen. Bei Patienten, die überwiegend an postoperativen chronischen Kreuzschmerzen (Lumbalgien) leiden, ist eher eine Opiattherapie geeignet, falls alle anderen Maßnahmen (physikalische und medikamentöse) versagt haben. Eine dauerhafte Anwendung von Medikamenten über ein implantiertes Pumpsystem muss im Hinblick auf bestehende operative Risiken und medikamentöse Nebenwirkungen auch in der Langzeittherapie kritisch mit dem Betroffenen erörtert werden.

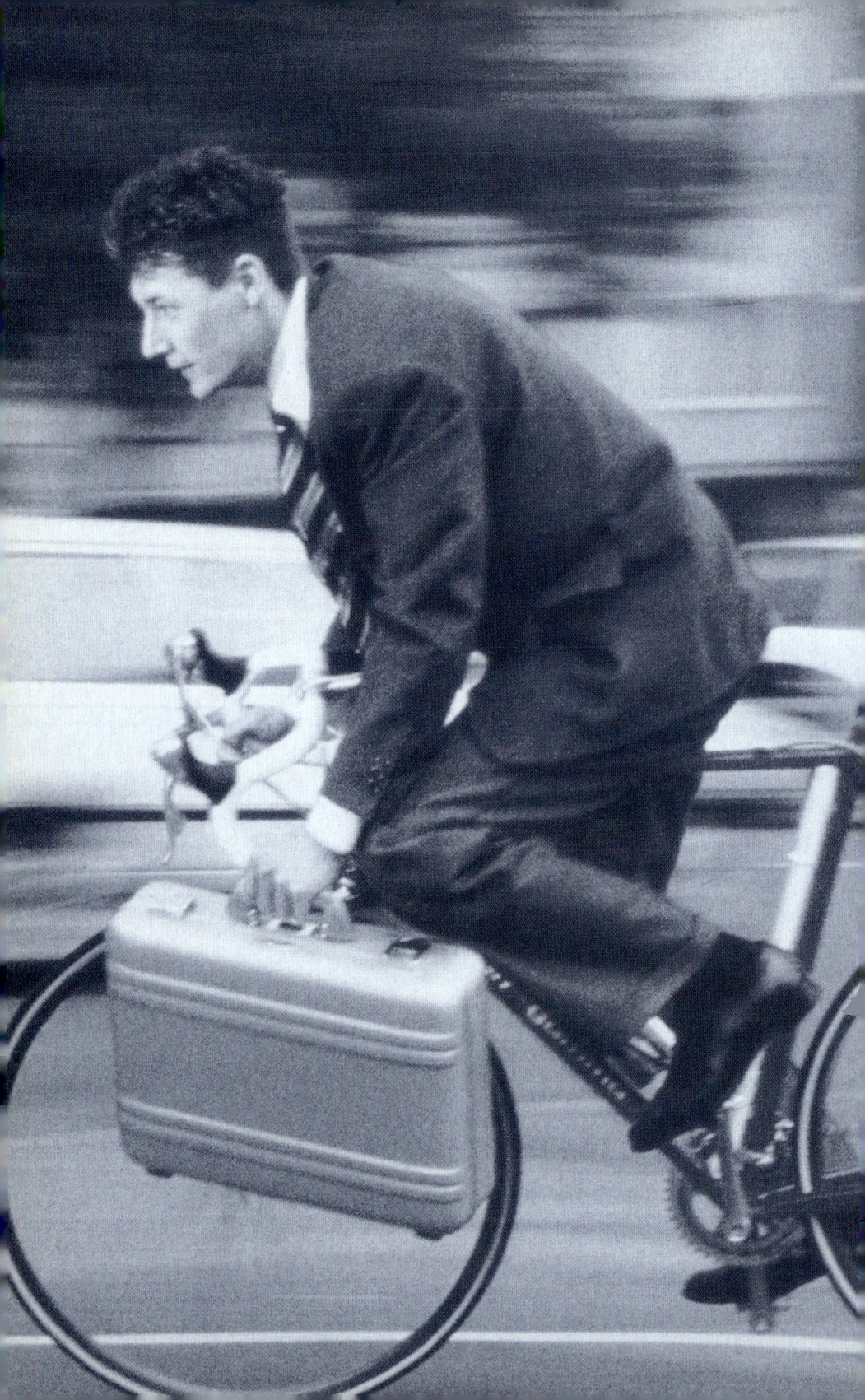

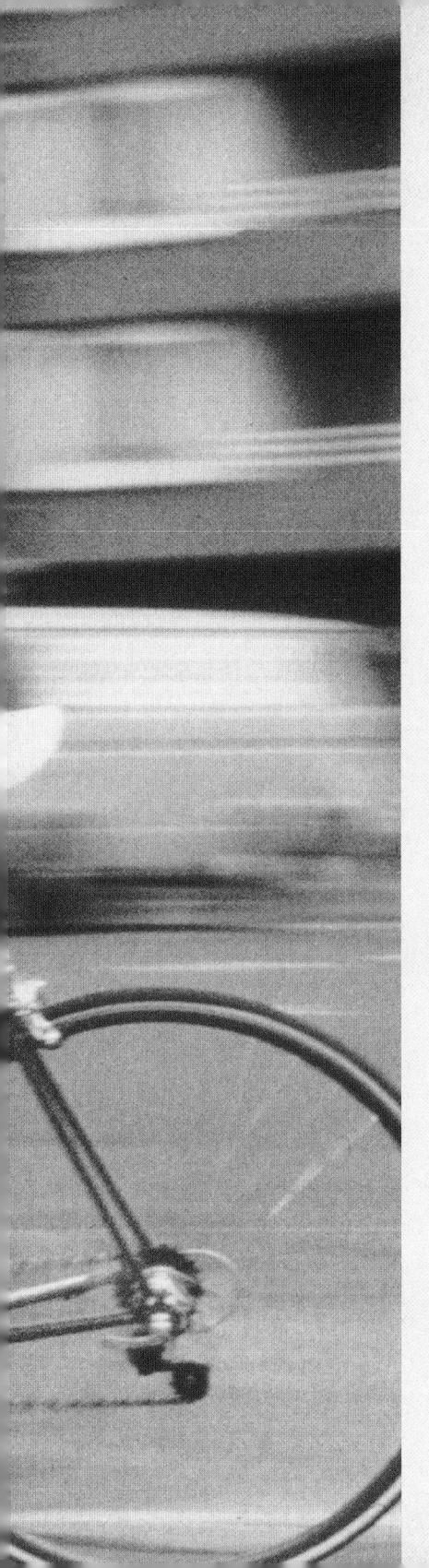

Aktivitäten des täglichen Lebens

Jede Aktivität unseres Alltags bietet ein breites Übungsfeld für ein wirbelsäulenbewusstes und damit bandscheibenschonendes Verhalten. Sie werden staunen, wie Sie ohne zusätzlichen Zeitaufwand und nur durch aufmerksames Ausführen bestimmter Bewegungen schmerzfreier leben können.

Mit Wissen vorbeugen durch Handeln!

Eine gesunde und kräftige Muskulatur ist die Voraussetzung dafür, dass wir die täglich an unseren Körper gestellten Anforderungen bewältigen können. Die bequeme Lebensweise in vielen Bereichen unserer Zivilisation ist Ursache für eine verminderte körperliche Aktivität mit fehlendem oder nur unvollständigem körperlichen Training. Auf der anderen Seite führt die Arbeit, die wir leisten müssen, häufig zu einer einseitigen Beanspruchung des Körpers, so auch der Muskulatur. Das Prinzip des Gleichgewichts der Muskulatur wird nicht beachtet. Es kommt zu Ermüdungserscheinungen. Schmerzen sind oft die Folge der Überforderung unseres untrainierten Körpers durch zu plötzliche körperliche Aktivität.

Wo liegen die möglichen Ursachen?
- Wir sitzen zu viel, z. B. beim Fernsehen und im Büro.
- Wir fahren zu viel Auto.
- Unsere Arbeitsplätze sind auf einseitige körperliche Beanspruchung ausgerichtet.
- Wir leben zu bequem und vergessen, dass der menschliche Körper Training braucht. »Die Bandscheibe lebt von der Bewegung.«

Es ist notwendig, dass wir für einen Ausgleich sorgen. Jede sich uns bietende Möglichkeit zur körperlichen Aktivität sollte genutzt werden.

Dafür kleine Beispiele:
- Anstatt uns vor überfüllten Aufzügen zu ärgern, können wir wieder Treppen steigen. Zuerst nur ein Stockwerk, die körperliche Beanspruchung wird langsam gesteigert, später kommen wir ohne Aufzug aus.
- Nach längerem Stehen im Gedränge der Straßenbahn oder der U-Bahn sollten wir nicht gleich wieder stehend die Rolltreppen benutzen. Wir können die Müdigkeit, die durch das Stehen entstanden ist, von uns abschütteln, indem wir uns bewegen und die normale Treppe benutzen.
- Wenn wir noch Besorgungen in der Stadt zu erledigen haben, sollten wir nicht über die fehlenden Parkplatzmöglichkeiten direkt vor den Geschäften schimpfen. Wir können einen weiter entfernt liegenden Autoabstellplatz wählen und uns freuen, dass wir uns die Beine vertreten dürfen.

»Mit Wissen vorbeugen durch Handeln« charakterisiert sehr deutlich die Absicht, welche der nachfolgende Teil des Ratgebers verfolgt. Die Kenntnis der richtigen Körperhaltung und Körperstellung bei der täglichen Arbeit, das angepasste Verhalten zu Hause und in der Freizeit sind Voraussetzungen für eine sinnvolle Vorsorge durch Eigeninitiative. Aus diesem Grunde wenden wir uns zunächst den Problemen der täglichen körperlichen Belastung und beruflichen Tätigkeit zu (Aktivitäten des täglichen Lebens) und lernen im nächsten Kapitel an gängigen Beispielen, unseren Körper und unsere Bewegungen zu kontrollieren (Übungsteil ab Seite 115).

Alltagsverhalten

Richtiges Sitzen

- Sitzen Sie aufrecht so weit vorne auf der Sitzfläche, dass die Oberschenkel leicht abfallen. Rumpf und Oberschenkel sollen einen Winkel von ca. 100° bilden.
- Die Beine stehen hüftbreit auseinander.
- Die Ober- und Unterschenkel bilden miteinander einen rechten Winkel, besser sogar noch etwas mehr (ca. 100°).
- Heben Sie das Brustbein leicht nach vorne oben an.
- Den Kopf in Verlängerung der Wirbelsäule ausrichten.
- Lassen Sie die Arme locker hängen, oder legen Sie die Handflächen auf den Oberschenkeln ab.

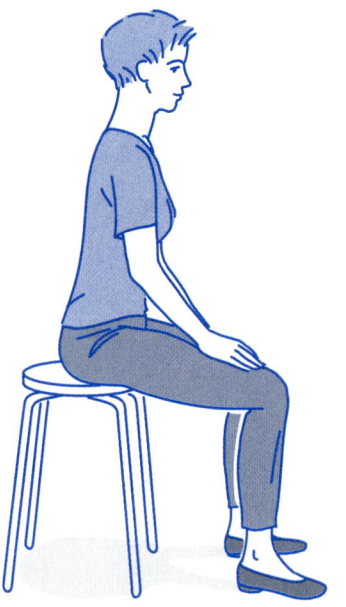

Mögliche Fehler:

- Schulter- und Beckengürtel stehen nicht übereinander.
- Kopf steht nicht in Verlängerung der Wirbelsäule, sondern ist zur Brust gesenkt.

Richtiges Stehen

- Stellen Sie die Beine hüftbreit auseinander.
- Die Fußspitzen sind leicht auswärts gedreht.
- Die Knie strecken, aber nicht durchdrücken, Vorfüße und Fersen gleichmäßig belasten.
- Hüft-, Knie- und Sprunggelenk sollen in einer Linie übereinander stehen.
- Heben Sie das Brustbein leicht nach vorne oben an,
- richten Sie den Kopf gerade aus und
- lassen Sie die Arme locker hängen.

Mögliche Fehler:
- einseitige Belastung der Füße
- Hohlkreuz
- Rundrücken
- Kopf steht nicht in Verlängerung der Wirbelsäule, sondern ist zur Brust gesenkt.
- überstreckte Knie

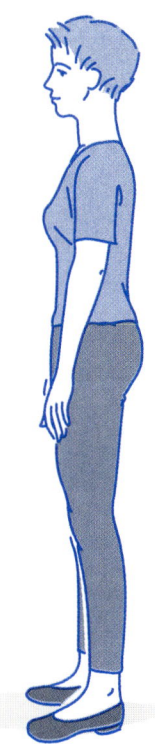

Richtiges Bücken
Senkrechter Bücktypus
(schonend für die Wirbelsäule)
- Aus der Schritt- oder der Grätsch-
  stellung heraus bücken.
- Dabei die Hände auf die Oberschen-
  kel stützen.
- Die Beugung erfolgt nur in den
  Hüft- und Kniegelenken.
- Die physiologische Lordose der Len-
  denwirbelsäule (Hohlkreuz) bleibt
  erhalten.

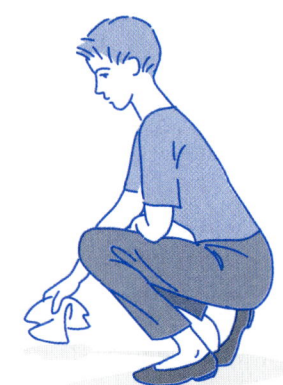

Waagrechter Bücktypus
(schonend für die Kniegelenke)
- Oberkörper nach vorne neigen, indem die Hüftgelenke stark gebeugt
  werden.
- Die Hände auf den Oberschenkeln
  abstützen.
- Den Kopf in Verlängerung der Wirbelsäule ausrichten (= gerade halten).

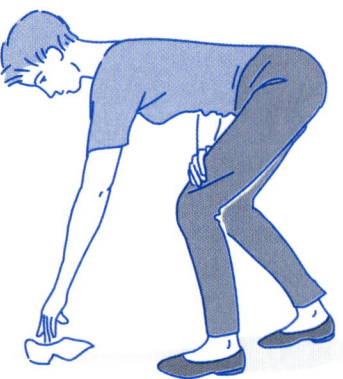

Tipp: Beim Aufheben von Gegenstän-
den mit einem Bein abknien.

Mögliche Fehler:
- Wirbelsäule wird beim Bücken gerundet.
- Hand wird nicht auf dem Oberschenkel abgestützt.

Richtiges Strümpfeanziehen

- Lehnen Sie sich mit dem Gesäß (Kreuzbein) an eine Wand.
- Verlagern Sie den Oberkörper durch Beugung der Hüftgelenke nach vorn.
- Dann beugen Sie beide Kniegelenke (ca. 30°) und rutschen dabei ein wenig an der Wand hinunter.
- Heben Sie ein Bein an und legen Sie den Knöchel auf den Oberschenkel des Standbeins.
- Nun können Sie mit beiden Händen den Strumpf anziehen.

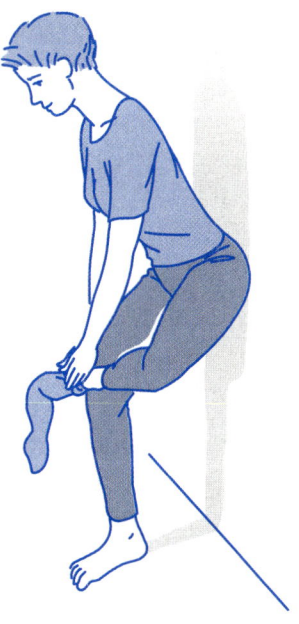

Mögliche Fehler:
- Wirbelsäule wird gerundet.

Alltagsverhalten im Überblick

wirbelsäulenbelastend   *wirbelsäulengerecht*

Bücken

belastend   schonend

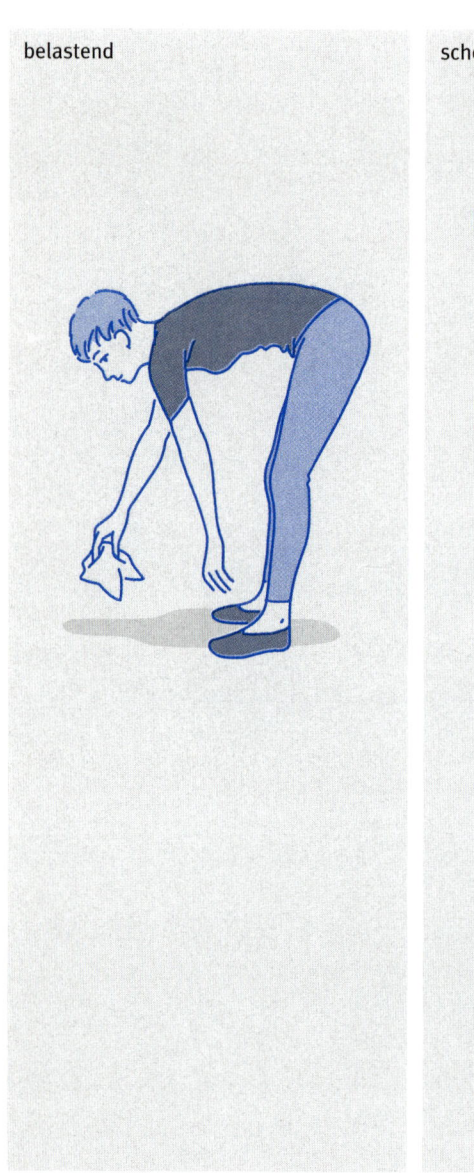

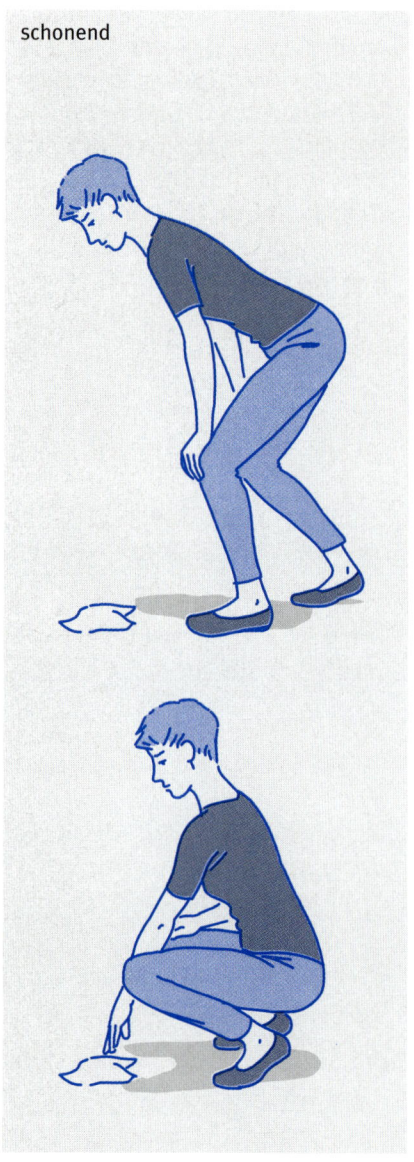

Stehen

belastend

schonend

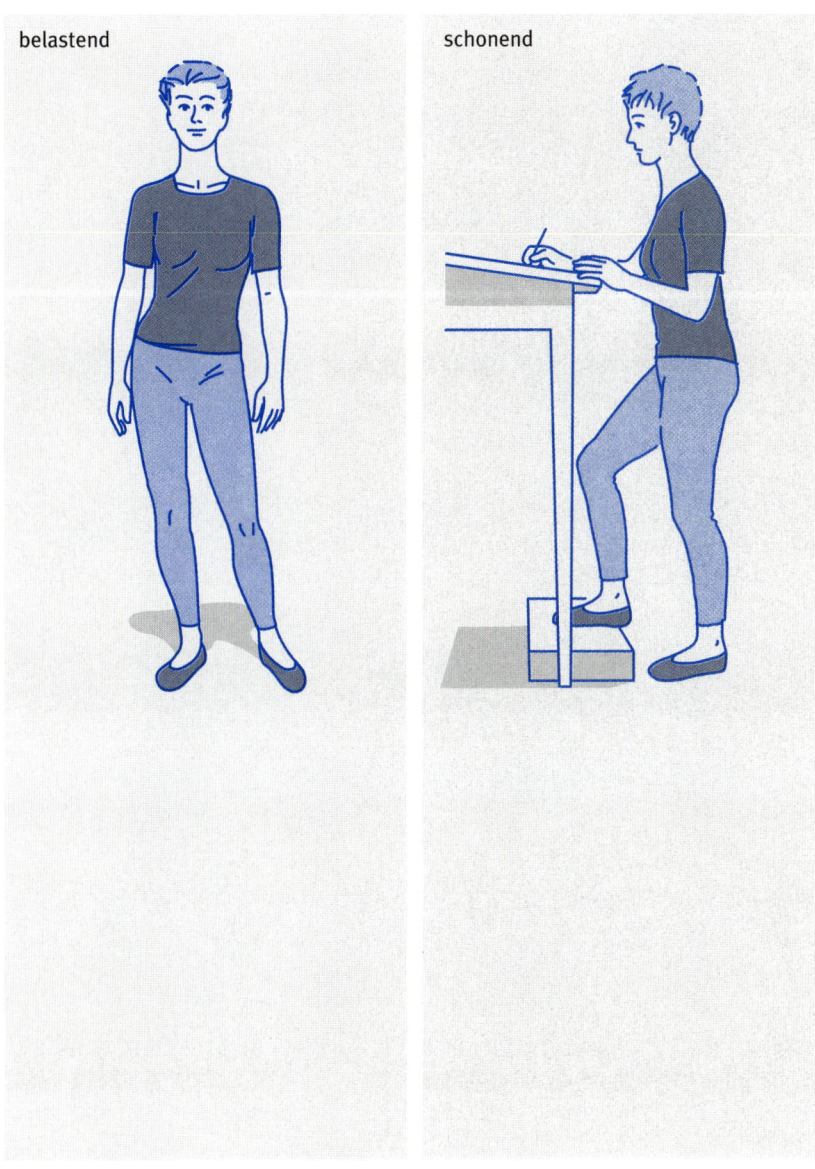

Garten- und Hausarbeit

belastend   schonend

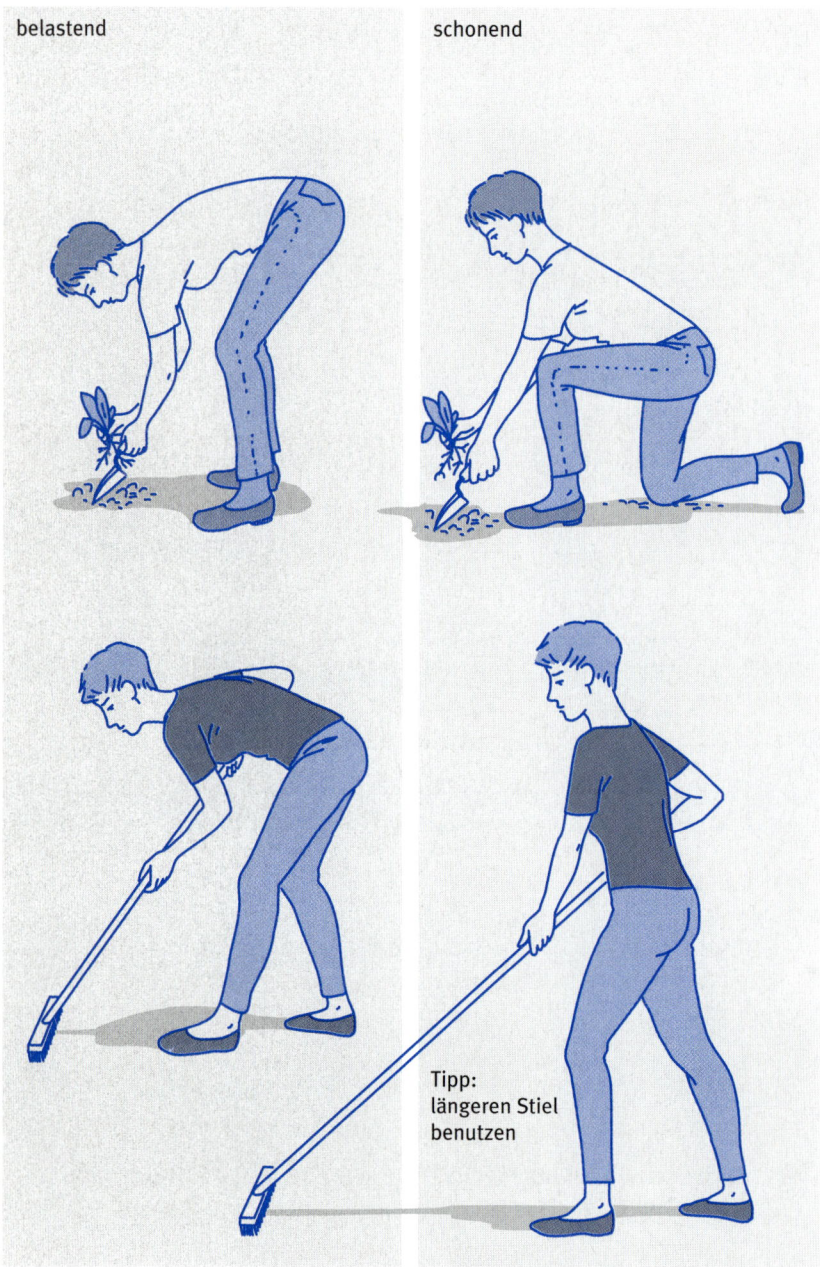

Tipp:
längeren Stiel
benutzen

Sitzende Tätigkeiten und Tätigkeiten im Stehen

belastend

schonend

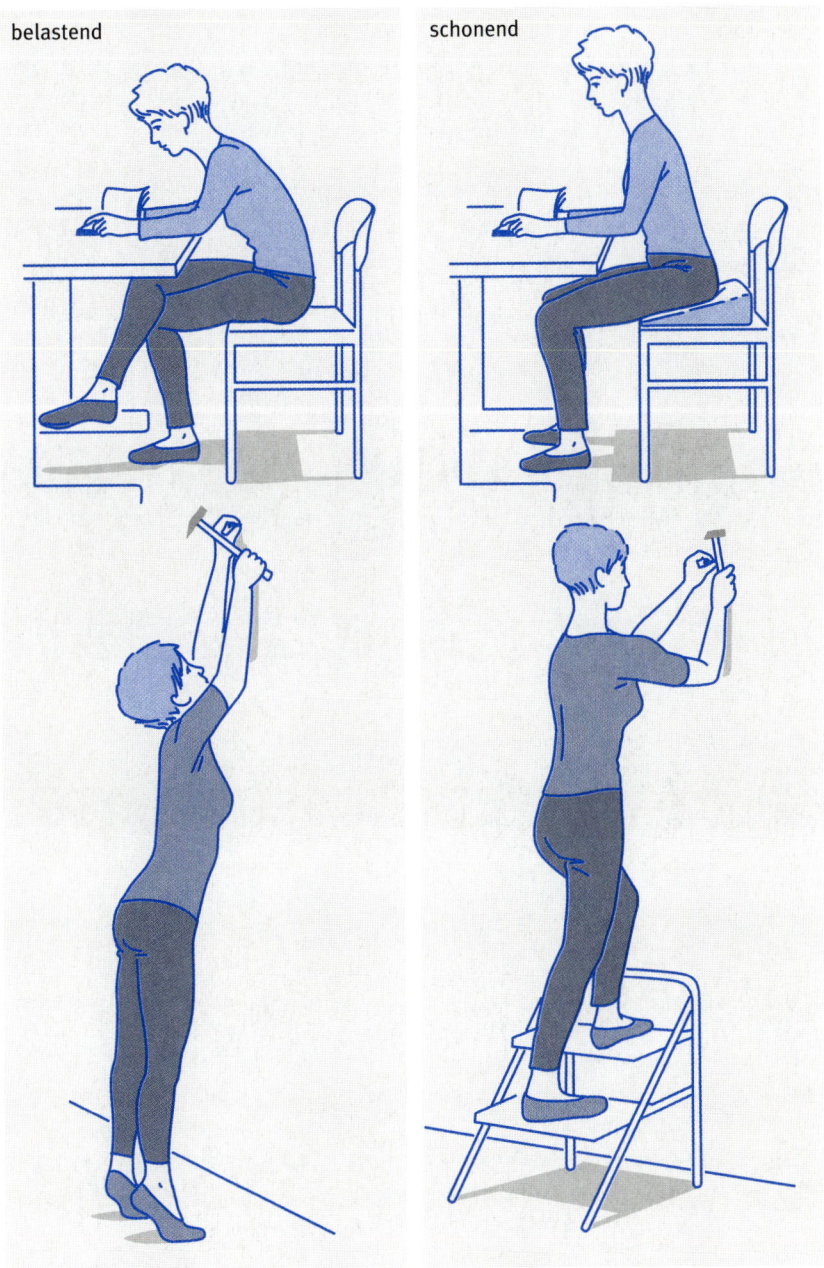

Lasten tragen

belastend   schonend

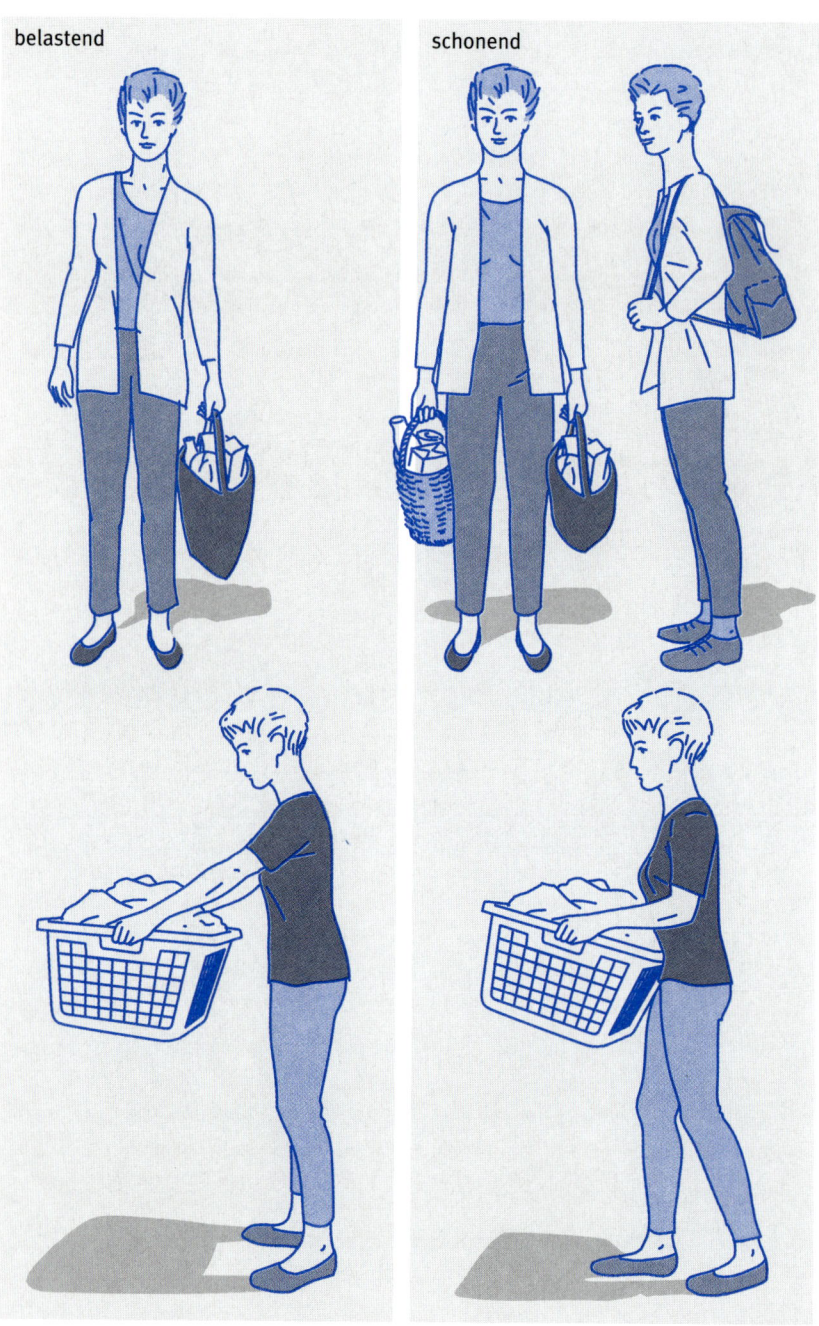

Hinlegen bzw. Aufstehen, Zähneputzen und Waschen

belastend   schonend

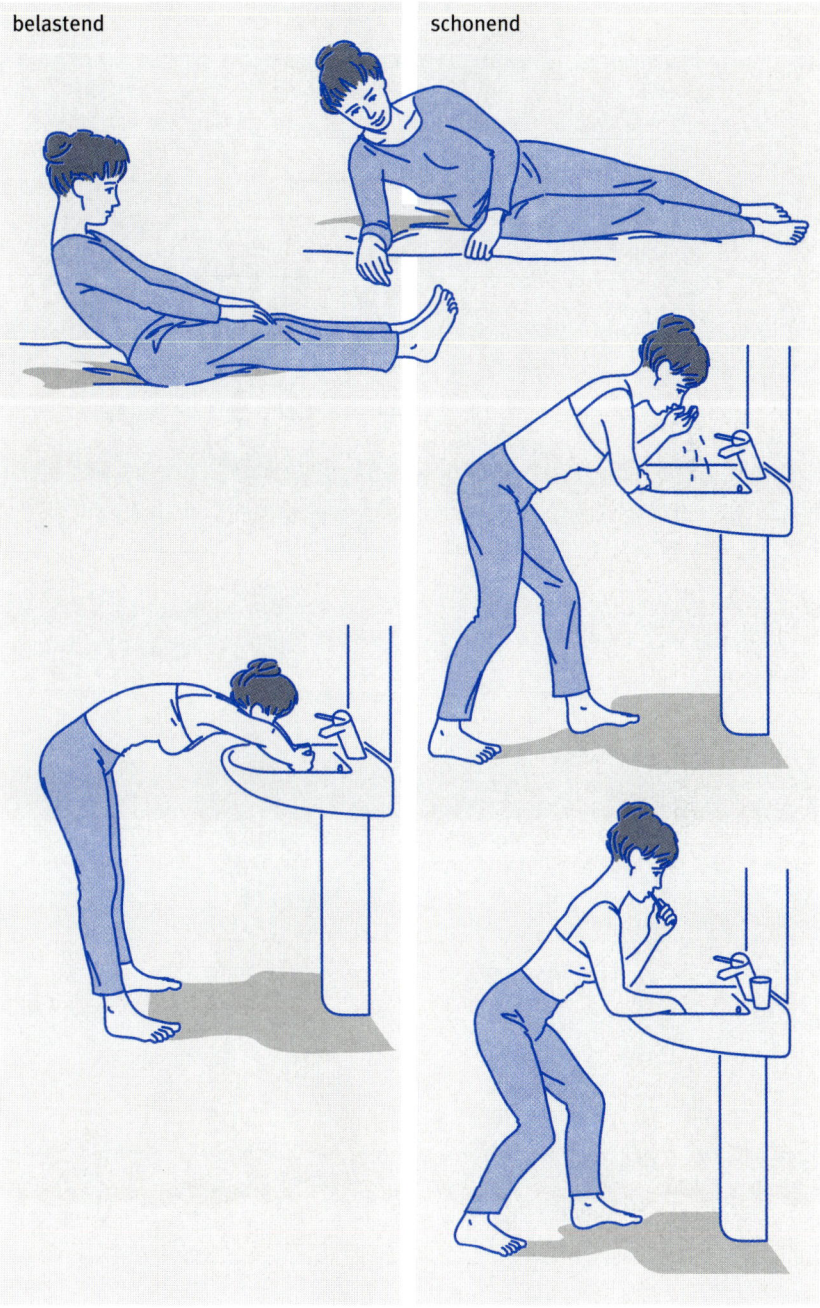

Entlastungshaltungen für die Halswirbelsäule

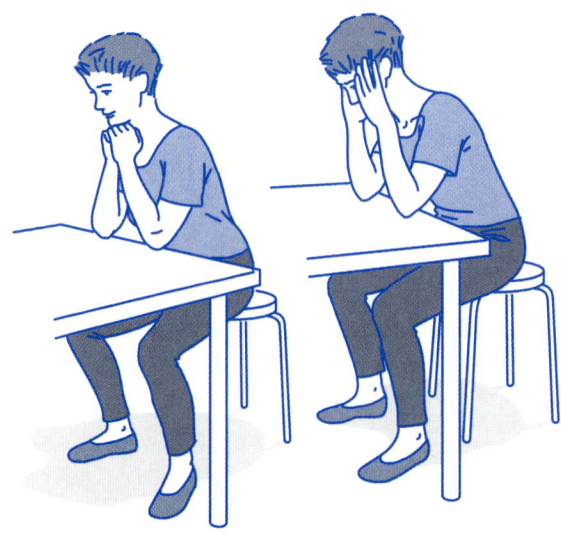

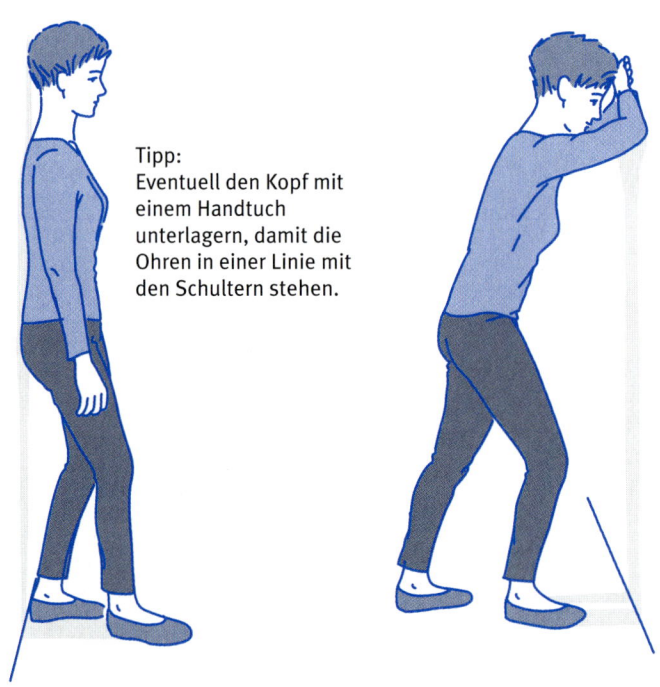

Tipp:
Eventuell den Kopf mit
einem Handtuch
unterlagern, damit die
Ohren in einer Linie mit
den Schultern stehen.

Entlastungshaltungen für die Lendenwirbelsäule

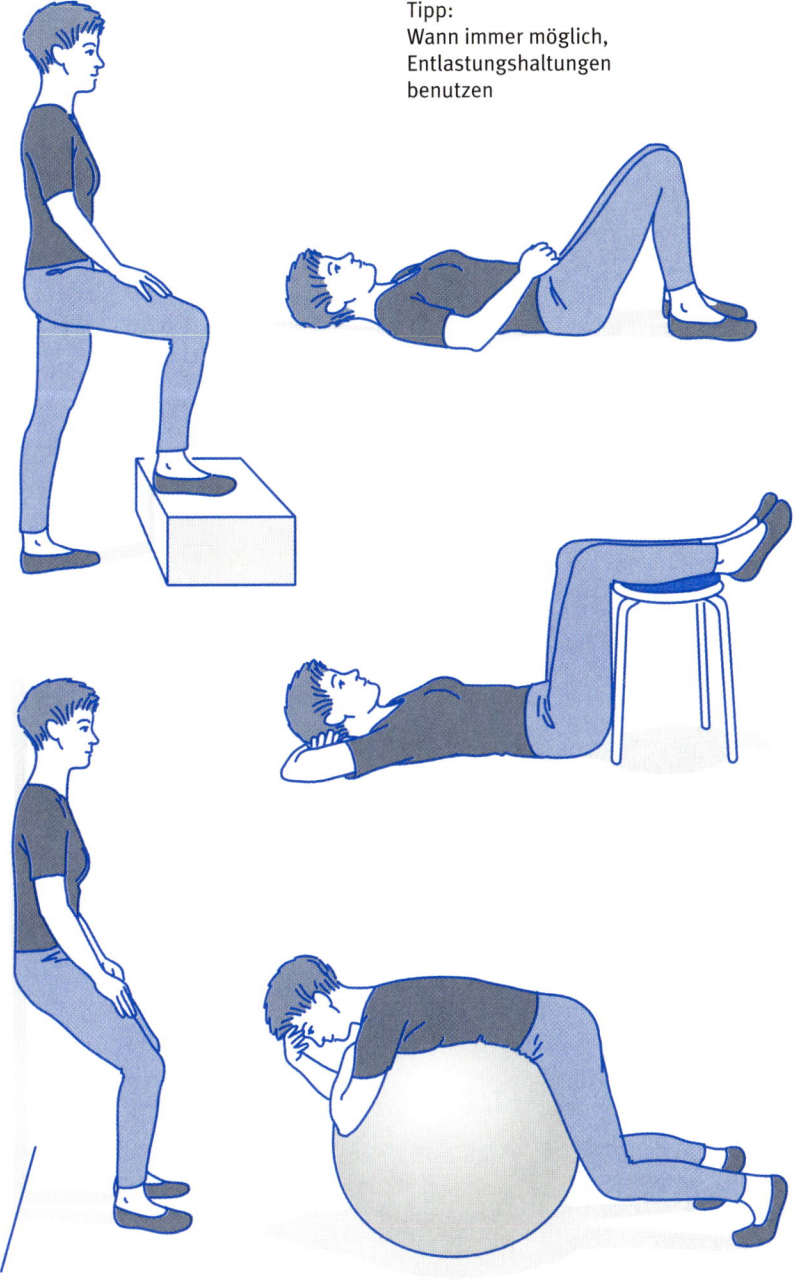

Tipp:
Wann immer möglich,
Entlastungshaltungen
benutzen

Arbeitsplatz »Büro«

Die Segnungen der Technik prägen schon seit geraumer Zeit den Stil des modernen Büros. Damit sind aber auch neue Probleme entstanden, die im wahrsten Sinne des Wortes »auf dem Rücken« der hier arbeitenden Menschen ausgetragen werden. Für den Wandel hin zu einem neuen Zeitalter der Bürotechnik kennzeichnend ist die Einführung des Computers (PC), dem sich die Ausgestaltung des Arbeitsplatzes vielfach nicht angepasst hat. Allerdings lassen sich auch hier Fortschritte nachweisen, die aufgrund der Entwicklung entsprechender Sitzmöbel und Schreibtische dem Menschen eine wirbelsäulengerechte Anpassung an seine Arbeitsbedingungen, ein ergonomisches Sitzen also, erlauben. Dazu zählen

- die abgeschrägte Sitzfläche mit Beckenstütze, sowie
- die anpassungsfähige (flexible) höhenverstellbare Rückenlehne, welche den Bewegungen des Oberkörpers folgt.

Diese Bedingungen ermöglichen ein den Bewegungen entsprechendes (dynamisches) Sitzen. Die Wechselbelastung der Wirbelsäule verbessert die Funktion der Muskeln und der Bandscheiben. Auch die Arbeitsplatzhöhe muss individuell angepasst werden.

Um der ungünstigen Belastung im Sitzen zu entfliehen, hat man sich an wertvolle Erfahrungen aus alter Zeit erinnert. So erfreut sich das Stehpult, zumindest bei den Betroffenen, wieder zunehmender Beliebtheit. Die Arbeitsfläche des Stehpults hat eine Schrägneigung und sollte über eine Fußstütze verfügen.

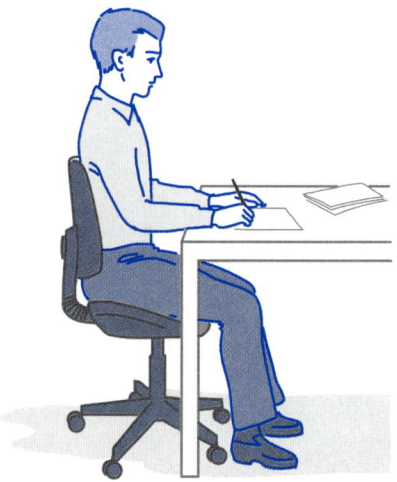 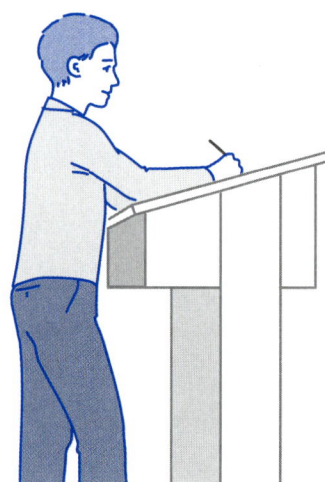

Motorisierung

Die zunehmende Motorisierung hat sicherlich einen ungünstigen oder gar schädigenden Einfluss auf die Wirbelsäule. Täglich verbringen etwa 40 % der deutschen Autofahrer mehr als eineinhalb Stunden in ihrem Fahrzeug. Längere Autofahrten führen zu einer Zwangshaltung und Fehlbelastung der Wirbelsäule. Unsere Sitzhaltung im Auto ist überwiegend schlaff, die Muskulatur entspannt; die Wirbelsäule erhält dabei Stöße, welche weder von der Muskulatur noch von den Gelenken aufgefangen werden können. Nach längeren Autofahrten tritt gewöhnlich ein Steifigkeitsgefühl auf, und Nacken-Rücken-Beschwerden sind die Folge.

Eine gute Federung, welche verhindert, dass Stöße direkt auf unseren Rumpf treffen, kann Abhilfe schaffen. Der Autositz selbst darf nicht zu weich sein, eine härtere Sitzfläche führt zu einer besseren Stellung der Wirbelsäule. Die Rückenlehne sollte sich den normalen Krümmungen unserer Wirbelsäule anpassen, durch einen verstellbaren Lendenwulst lässt sich dies erreichen. Die Neigung der Rückenlehne muss so eingestellt sein, dass wir uns entspannt zurücklehnen und dennoch verkehrsgerecht reagieren können. Der Winkel zwischen Sitzfläche und Rückenlehne sollte zwischen 100 und 110 ° betragen, und eine Entlastung der Wirbelsäule lässt sich über ein in Höhe und Winkel einstellbares Lenkrad erzielen. Gute Sicht und genügend Bewegungsfreiheit, um mit den Armen lenken zu können, sind selbstverständliche Voraussetzungen.

Den ergonomischen Anforderungen – individuelle, d.h. auf die Person bezogene Anpassung der Sitzhöhe, der Sitzfläche und Sitzneigung – ent-

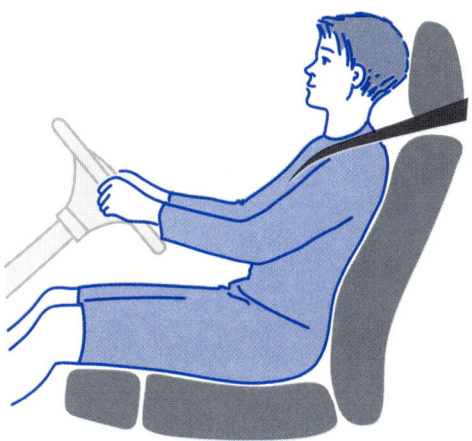

sprechen die meisten modernen Fahrzeugsitze. Zudem dämpfen sie Fahrzeugvibrationen und Stöße. Bei guter Sitzstellung besteht die Möglichkeit, dass wir uns während der Fahrt, auf freier Strecke oder beim Halten vor der Ampel über den Druck des linken Fußes vom Fußboden nach oben herausstemmen. Unsere Rumpfmuskulatur wird dadurch wieder kurzfristig aktiviert und eine vorzeitige Ermüdung verhindert.

Unterstützend können wir im Wechsel die Arme gegen das Lenkrad stemmen oder gegen das Autodach, so dass auch unser Schultergürtel durch kurzzeitiges Üben vor einer übermäßigen Ermüdung bewahrt wird. Eine Pause ist in jedem Fall die beste Lösung, vor allem bei längeren Autofahrten. Leichte Bewegungsübungen und ein kurzer Gang führen durch Sauerstoffaufnahme zu körperlicher Erfrischung und durch Aktivierung der Muskulatur wie auch der Wirbelsäule zu ausgeglichener Haltung.

Mit Bewegungspausen bei Autofahrten beugen wir nicht nur einer vorzeitigen geistigen und körperlichen Ermüdung vor, sondern wir erhöhen unsere Reaktionsbereitschaft im Verkehr und damit unsere Sicherheit.

Freizeit und Sport

Die Freizeit muss einen Ausgleich zu unserer überwiegend einseitigen Lebensweise herbeiführen. Diejenigen von uns, die an ihrem Arbeitsplatz keine oder nur sehr wenig körperliche Betätigung haben, müssen versuchen, durch körperliche Aktivität ihre Muskeln funktionstüchtig zu machen und zu erhalten. Die anderen, die nur einseitig körperlich arbeiten, müssen dazu ermuntert werden, ihr gestörtes Muskelgleichgewicht wiederherzustellen. Dazu ist es wichtig, den ganzen Körper zu trainieren.

Mit kleinen Schritten beginnen

Die einfachen Mittel sind oft die besten. Schon *Spaziergänge* garantieren ein Training unseres gesamten Körpers, dazu werden Atmung und Kreislauf angeregt. Durch die Aktivierung der Muskeln verbessert sich die Haltung. Zu langsames Schlendern bewirkt das Gegenteil, die Haltung wird schlecht, vorzeitige Ermüdung ist die Folge. Durch Training lassen sich die Anforderungen schon bald höher schrauben. Gehen auf unebenem Boden, auch leichtere Hänge hinauf und herunter, sowie Waldspaziergänge vermehren die Muskelarbeit und fördern das Zusammenwirken der einzelnen Muskelgruppen.

Gut abgestuftes *Lauftraining* in den Morgen-, besser noch in den Abendstunden führt gleichfalls zu vermehrtem Muskeleinsatz, die Reaktionsbereitschaft und das Muskelzusammenspiel werden gesteigert.

Die *Freude an sportlicher Aktivität* sollte vom Arzt gefördert werden. Sportliche Betätigung jeder Art, die Spaß macht und die wir nicht von vornherein bis zu einer Höchstleistung steigern wollen, bringt Lebensfreude und Selbstvertrauen zurück. Bei körperbewußtem Verhalten, d. h. Vermeiden von Rotation und übermäßigem Vor- und Rückneigen der Wirbelsäule, kann nahzu jede Sportart wieder aufgenommen werden. Auch der begeisterte Golfspieler kann seiner Leidenschaft wieder nachgehen, natürlich nur unter Beachtung der gegebenen Hinweise: keine Rotations- und keine Extrembewegungen der Wirbelsäule. Vom Squash-Spiel ist jedoch wegen der hohen Impuls- und unkontrollierten Wirbelsäulenbelastung abzuraten.

Unser Körper reagiert auf Überforderung mit Schmerzen, diese wiederum weisen uns auf unsere persönliche Leistungsgrenze hin. Darauf muss unser Übungsprogramm abgestellt sein. Treten bei einer bestimmten Sportart wiederholt Schmerzen auf, kann das bedeuten, dass diese für uns ungeeignet ist. Es wurde bereits darauf hingewiesen, dass nach einer Bandscheibenoperation sportliche Betätigung möglich und notwendig ist (Walking, Rad fahren, Skilanglauf und anderes mehr), jedoch:

Für die Wiederaufnahme sportlicher Aktivitäten bei festgestelltem Bandscheibenschaden oder nach erfolgter Operation ist es unabdingbar, die eigene körperliche Leistungsfähigkeit vernünftig einzuschätzen.

Eine sehr empfehlenswerte Sportart ist das individuell bemessene *Rückenschwimmen*. Es ist darauf zu achten, dass das Wasser angenehm warm ist, um die nötige körperliche Entspannung zu erreichen. Das Baden in kühlerem Wasser kann unangenehme Muskelverspannungen nach sich ziehen.

Kraft- und Fitnesstraining

Gezieltes Krafttraining unter fachmedizinischer Anleitung (durch Arzt und/oder Physiotherapeut) führt zu einer Muskelstabilisation und Beweglichkeitssteigerung. Das aufbauende Training im Fitness-Studio kann sowohl der Vorsorge (Prävention) als auch der Wiedereingliederung in das berufliche und gesellschaftliche Leben (Rehabilitation) dienen. Es vermittelt ein besseres Körpergefühl und damit auch eine höhere Lebensqualität. Bei der Auswahl der Übungen und Geräte muss jedoch unbedingt den bestehenden Wirbelsäulenveränderungen Rechnung getragen werden. Bei Unsicherheit, insbesondere aber nach Wirbelsäulenoperationen, darf ein Kraft- und Fitnesstraining erst dann selbsttätig durchgeführt werden, wenn der Arzt dem zustimmt.

Nicht geeignet und daher abzulehnen sind hohe Gewichte, Bauchmuskelgeräte und Beinbeugemaschinen. Das Training mit Freihanteln sollte nur aus einer stabilen Lage heraus erfolgen, die Wirbelsäule muss unbeweglich bleiben können. Folgende Trainingsgeräte können empfohlen werden: Fahrradergometer, symmetrischer Zugapparat, Pulldown, Dips.

Der zum Kraft- und Fitnesstraining Entschlossene muss an den Geräten eingewiesen und während der Betätigung immer wieder kontrolliert werden, um etwaige gesundheitliche Schädigungen zu vermeiden. Diese Betreuung kann von medizinisch (ärztlich) geleiteten Fitnesszentren erwartet werden.

Geschlechtsleben

Die Pflege der zwischenmenschlichen Beziehung ist ein wichtiger Bestandteil einer Partnerschaft. Gerade bei bandscheibengeplagten oder
-operierten Patienten führen Ängste und Unsicherheit besonders des gesunden Partners oft zu einer Störung des Intimlebens. Die Partner sollten
aufeinander zugehen und genießen. Sex ist keine Verstandesangelegen-
heit, sondern trägt zum Glücklichsein bei. Jede Position, die den Sexual-
partnern dieses Gefühl vermittelt, kann eingenommen werden, sofern
sie keine Schmerzen verursacht.

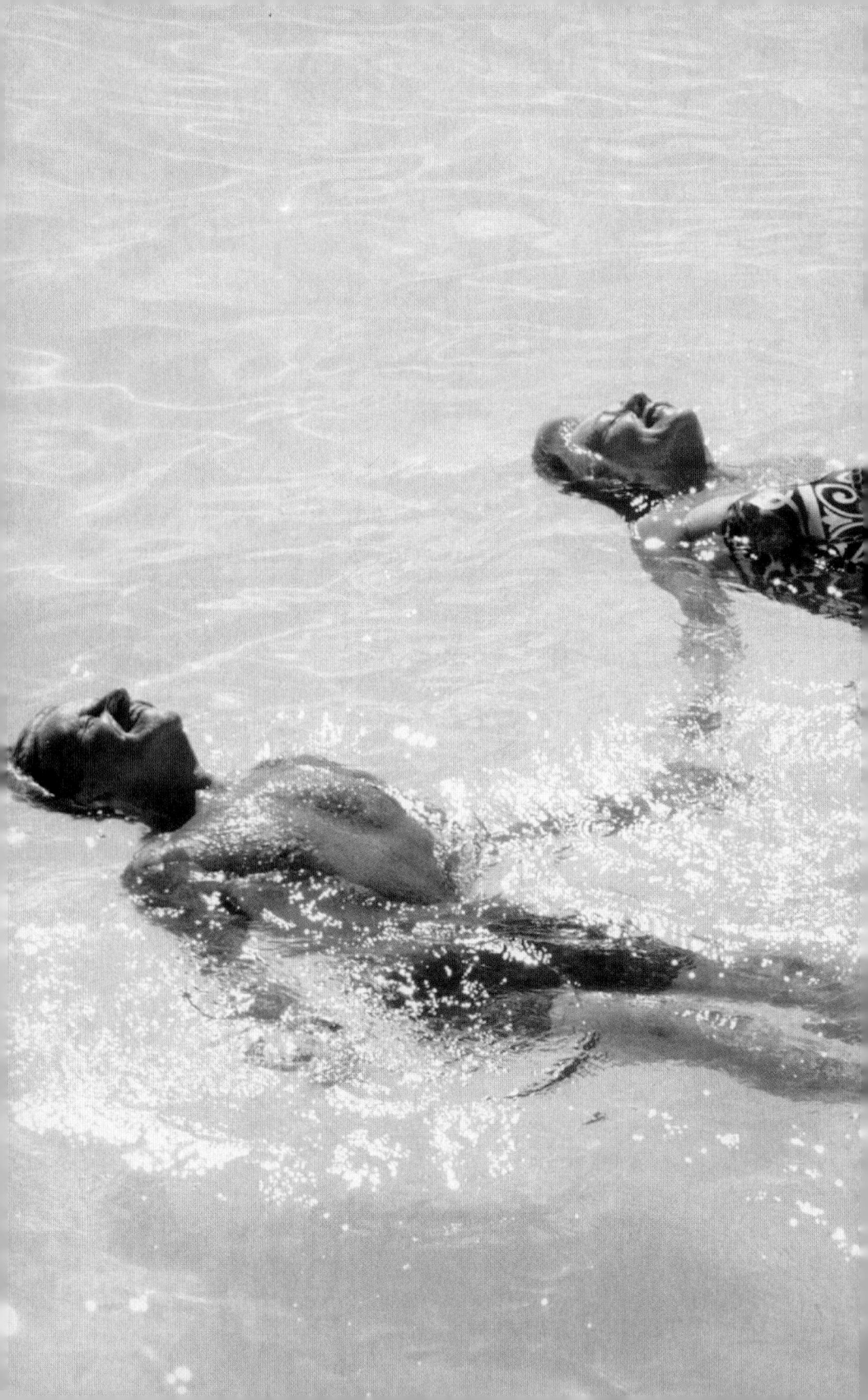

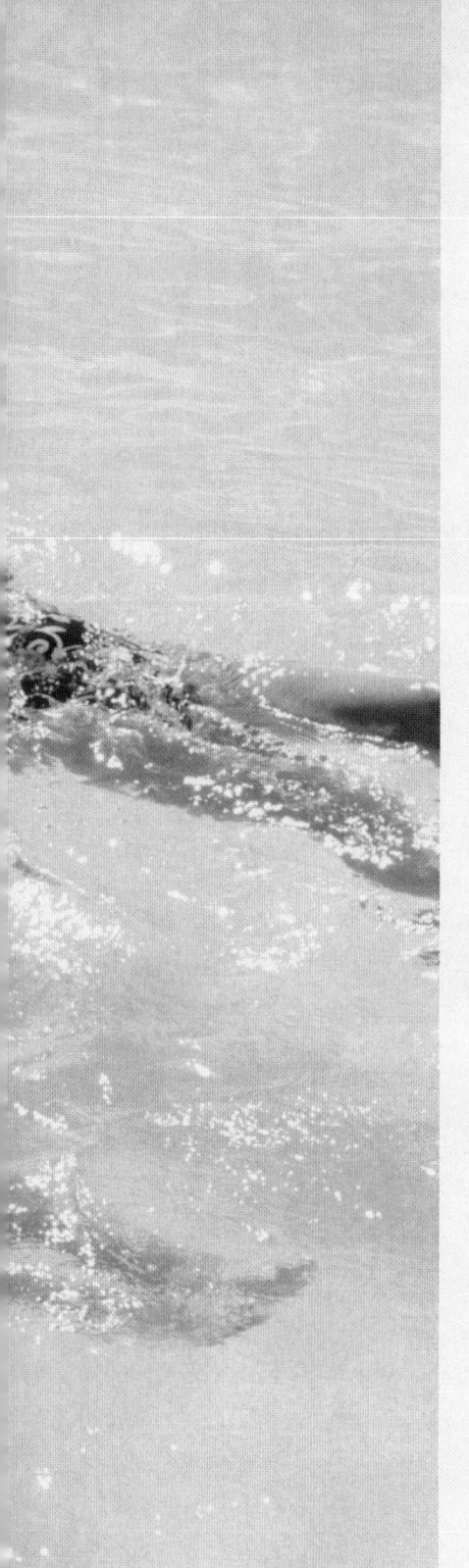

Übungsteil

Je nachdem, in welcher Phase der Behandlung Sie sich gerade befinden, wird der Arzt Ihnen Krankengymnastik verordnen. Der Physiotherapeut (Krankengymnast) wird zusammen mit Ihnen üben und einen individuellen Trainingsplan aufstellen, den Sie auch zu Hause durchführen können. In diesem Kapitel finden Sie zahlreiche spezielle Übungen, mit denen Sie Ihrem Bandscheibenproblem aktiv begegnen können. Neu sind spezielle Übungen an der Kletterwand, die ebenfalls Ihre Kraft, Ausdauer und Beweglichkeit steigern.

D as Hauptanliegen dieses Ratgebers ist es, beim Leser die Bereitschaft zur Eigeninitiative zu wecken und zu fördern. Mit Wissen und durch Handeln kann man einem Bandscheibenleiden vorbeugend entgegenwirken oder, wenn es aufgetreten ist, die Auswirkungen günstig beeinflussen. Dazu dient in besonderem Maße der Übungsteil, der auf den Erfahrungen beruht, die sowohl bei der konservativen Behandlung von wirbelsäulenbedingten Schmerzen als auch bei der postoperativen Weiterbehandlung nach Bandscheibenoperationen gewonnen wurden.

Teamwork für Muskeln und Nerven

Eine richtige Muskelarbeit ist nur bei funktionierendem Nervensystem möglich. Über die Nerven erhalten die Muskeln den Befehl, sich anzuspannen oder zu lösen. Hierfür haben wir in der Haut, in den Muskeln und in den Sehnen kleine Organe, die dem Gehirn melden, welche Muskelspannung benötigt wird, wie die Muskelspannung ist und in welcher Stellung die Gelenke stehen. Ohne dass dieser Funktionslauf in unser Bewusstsein dringt, erhalten die Muskeln daraufhin den Befehl, die erforderliche Spannung oder Entspannung vorzunehmen. Die Haut und die Muskeln unserer Hände und Füße sind mit diesen kleinen Organen gut ausgestattet, da der Körper auf deren Reaktionsbereitschaft den ganzen Tag angewiesen ist und entsprechend funktionsgerecht antworten muss. Aus diesem Grunde ist es auch für unsere Übungen günstig, wenn die Rumpfmuskulatur über den Einsatz von Armen und Beinen sowie Händen und Füßen gekräftigt wird. Das gute Zusammenspiel zwischen den einzelnen Muskeln und Muskelgruppen und ihre Ansprechbarkeit auf Funktionsreize werden dadurch gefördert und geübt.

Das nachfolgende Programm soll *nicht* dazu verleiten, täglich alle Übungen auszuführen. Eine Auswahl, je nach Ihrer Belastungsfähigkeit und der Ihnen zur Verfügung stehenden Zeit, wird helfen, Ihr Ziel zu erreichen: mit eigener Kraft zu versuchen, bandscheibenbedingte Schmerzen zu bessern. Das sollte Ihr Beitrag zur eigenen Gesundheit sein.

Treten während oder nach Übungen Schmerzen auf, sollten Sie das Übungsprogramm unterbrechen. Ärztliche Beratung und eine erneute physiotherapeutische Übungsanleitung werden notwendig.

Schon während der postoperativen Nachsorgezeit wird die physiotherapeutische (krankengymnastische) Behandlung so aufgebaut, dass der Patient zur aktiven Mitarbeit veranlasst wird. Der Kranke bekommt bestimmte Aufgaben, die er selbst durchführen kann. Im Laufe einer Behandlungsserie lernt er, sich so zu verhalten und zu bewegen, dass erneute Fehlstellungen und Schmerzen vermieden werden. Der Patient lernt, mit sich umzugehen. Das Erlernen dieses Körpergefühls ist die Voraussetzung für jede Kräftigungsübung! Er weiß, was er üben kann, um seine Muskeln zu kräftigen und in diesem Funktionszustand zu halten, so dass diese die Wirbelsäule stabilisieren und in guter Stellung ausbalancieren.

Alle Übungen sollten nicht übertrieben (forciert), sondern langsam ausgeführt werden. Schwung- und ruckhafte Bewegungen sowie abrupte Drehbewegungen sind für die Wirbelsäule schädlich und vor allem nach Bandscheibenoperationen zu vermeiden.

Wichtig ist die richtige Atemtechnik während der Übungen. Um frei atmen zu können, brauchen wir nachgiebige Bauchmuskeln. Deshalb dürfen wir beim Üben nie bewusst den Bauch einziehen.

Der Beginn der selbsttätig vorzunehmenden Übungen nach einer Bandscheibenoperation wird vom Arzt in Absprache mit dem behandelnden Physiotherapeuten (Krankengymnasten) festgelegt. Diese müssen bemüht sein, das Übungsprogramm dem Leistungsvermögen des Patienten anzupassen. Das trifft insbesondere wieder nach Bandscheibenoperationen zu.

Allgemeine Hinweise (Tipps)

Die Übungen beginnen mit Hinweisen auf die Ausgangsstellung, zum Beispiel Rückenlage oder Bauchlage. Den programmatischen Übungsanweisungen zugeordnet sind Abbildungen, die helfen sollen, das Verständnis für die Übung zu fördern.

Und bitte denken Sie daran:

- Ausgangsstellung bei den Übungen bzw. Körperhaltung im Alltag häufiger wechseln.
- Stellungen durch Entlastung erleichtern.
- Kleidung darf nicht einengend sein.
- Vorsicht beim Tragen von Absatzschuhen.
- Stellen Sie sich ein individuelles Übungsprogramm zusammen, welches Sie mindestens zwei- bis dreimal pro Woche durchführen.
- Behalten Sie während der Übungen einen gleichmäßigen Atemrhythmus bei.
- Nach jeder Übung, die Sie durchgeführt haben, legen Sie eine Pause ein, die Ihrem individuellen Bedarf entspricht, bevor Sie die Übung wiederholen.
- Alle Übungen des eigenen Programms sollen täglich durchgeführt, eventuell auf 2-mal täglich verteilt werden.
- Üben Sie mit geringer Intensität und steigern Sie langsam.
- Führen Sie keine »Mammutprogramme« durch.
- Versuchen Sie, im Alltag wirbelsäulengerechtes Verhalten zu praktizieren; die beste Übung kann dies nicht ersetzen.

Beachten Sie:
- Krankengymnastische Übungen, die durchgeführt werden, dürfen keine Schmerzen verursachen.
- Treten während oder nach Übungen Schmerzen auf, sollten Sie das Übungsprogramm unterbrechen.
- Sofern Sie operiert worden sind, muss Ihr behandelnder Arzt entscheiden, welche Maßnahmen zu treffen sind oder ob Sie die Übungen mit geändertem Ablauf fortsetzen können.

Die angebotenen nachfolgenden Übungen sollten immer erst nach erfolgter Anleitung durch geschultes physiotherapeutisches Personal selbsttätig (alleine) ausgeführt werden.

Konservative Behandlungsphase

Übungen während der Akutphase

Übung 1

Ausgangsstellung: Rückenlage

- Legen Sie die Unterschenkel auf einen Würfel (Hocker etc.).
- Die Beugung der Hüftgelenke und die Höhe der Unterlage so wählen, dass Sie bequem und ohne Schmerzen liegen.
- Eventuell die untere Gesäßhälfte mit einem Kissen o.ä. unterlagern.
- Sie können auch ein kleines Kissen oder ein zusammengelegtes weiches Handtuch unter den Kopf legen.

Mögliche Fehler:
- Stellung ist nicht entspannt.
- Schmerz entsteht.

Übung 2

Ausgangsstellung: Bauchlage

- Legen Sie sich mit dem Bauch über einen Ball (Bank, Tisch, Stuhl etc.).
- Lassen Sie die Knie locker hängen.
- Die Zehenspitzen stehen auf dem Boden auf.
- Die Arme liegen vorne auf.
- Eventuell legen Sie sich ein Kissen unter den Bauch.

Mögliche Fehler:
- Stellung ist nicht entspannt.
- Schmerz entsteht.

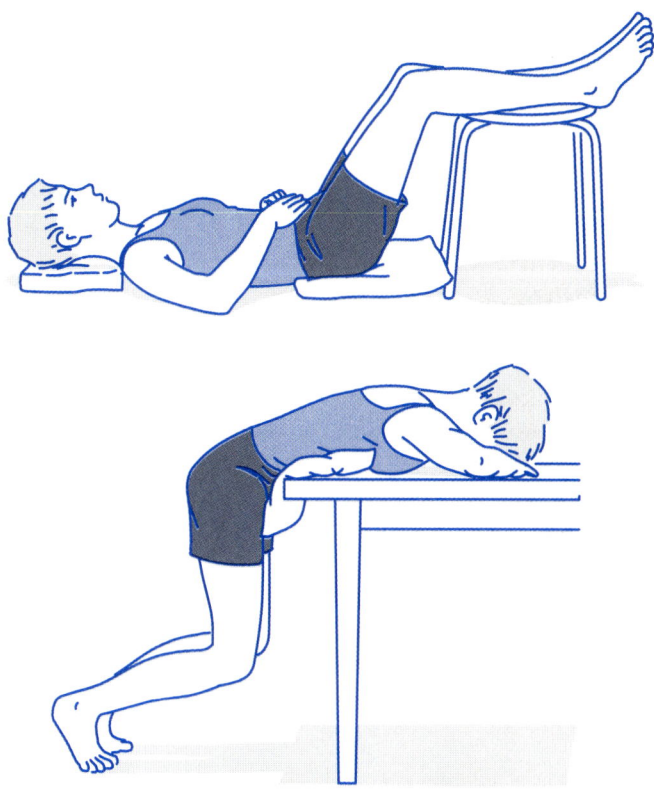

Übung 3

Ausgangsstellung: Rückenlage
- Strecken Sie die Beine aus (eventuell die Kniekehlen mit Kissen unterlagern).
- Die Arme liegen neben dem Körper.
- Schieben Sie den rechten bzw. linken Beckenkamm im Wechsel fußwärts.
- 15–20 Wiederholungen, dann eine Pause einlegen.
- Die ganze Übung 2- bis 3-mal durchführen.

Mögliche Fehler:
- Die Beckenbewegung wird zu groß gemacht.
- Die Bewegung wird ruckhaft ausgeführt.
- Die Beinmuskeln werden angespannt.
- Schmerz entsteht.

Übung 4

Ausgangsstellung: Sitz auf einem Stuhl
- Die Lendenwirbelsäule runden und wieder aufrichten.
- 10–12 Wiederholungen, dann Pause einlegen.
- Die ganze Übung 2- bis 3-mal durchführen.

Mögliche Fehler:
- Die gesamte Wirbelsäule bewegt sich.
- Kopf steht nicht in Verlängerung der Wirbelsäule, d. h. er wird zur Brust geneigt oder in den Nacken gelegt.
- Die Bewegung wird mit Kraft ausgeführt!

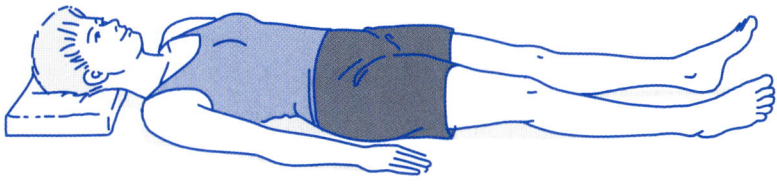

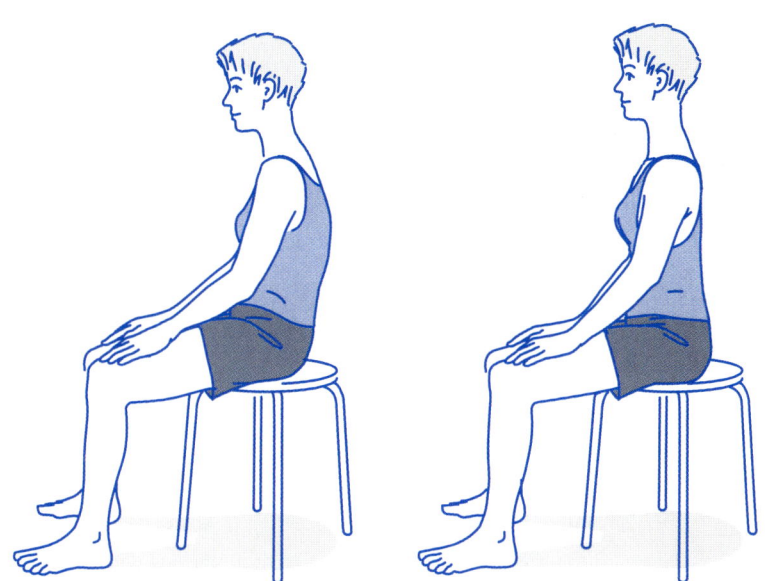

Übung 5
Bauchspannung

Ausgangsstellung: Rückenlage
- Die Beine ungefähr 45° beugen.
- Die Hände liegen auf dem Bauch.
- Den Bauch gegen die Hände spannen, indem die Rippen wie beim Ausatmen nach unten wandern.
- Die Spannung ca. 2–3 Sek. halten.
- Mehrmals täglich üben.

Mögliche Fehler:
- Lendenwirbelsäule wird in die Unterlage gedrückt bzw. der Bauch eingezogen.

Übung 6
Rückenspannung

Ausgangsstellung: Rückenlage
- Die Beine strecken und leicht abspreizen (eventuell Knie durch Knierolle leicht unterlagern).
- Die Arme strecken, beide Handrücken liegen auf der Unterlage.
- Das Gesäß anspannen, ohne die Stellung der Wirbelsäule zu ändern.
- Die Handrücken und Arme sowie den Hinterkopf leicht in die Unterlage drücken.
- Die Spannung ca. 2–3 Sek. halten.
- Mehrmals täglich üben.

Mögliche Fehler:
- Lendenwirbelsäule bewegt sich bei der Gesäßspannung.
- Kinn bewegt sich nach oben oder unten, während der Kopf in die Unterlage gedrückt wird.

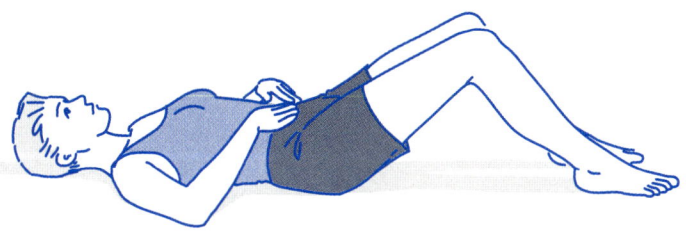

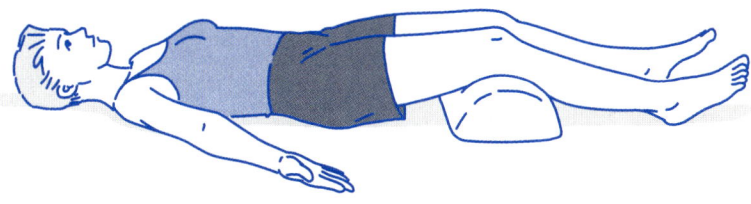

Übungen während der frühen Reha-Phase

Übung 7

Ausgangsstellung: Rückenlage

- Legen Sie die Unterschenkel auf einen Hocker ab.
- Spannen Sie den Bauch an.
- Heben Sie den Kopf von der Unterlage ab, halten ihn dabei aber weiter gerade.
- Die Handflächen liegen an den Oberschenkelaußenseiten und drücken gleichzeitig dagegen.
- Die Spannung ca. 3–5 Sek. halten.
- 5 Wiederholungen, dann Pause einlegen.
- Die gesamte Übung 3- bis 5-mal durchführen.

Mögliche Fehler:

- Luft wird angehalten.
- Druck erfolgt nicht gleichmäßig.
- Wirbelsäule wird bewegt.
- Kopf steht nicht in Verlängerung der Wirbelsäule, sondern wird zur Brust gezogen.

Übung 8

Ausgangsstellung: Bauchlage

- Falls nötig, legen Sie sich ein kleines weiches Handtuch unter den Bauch.
- Die Arme liegen neben dem Körper.
- Die Handrücken zeigen zur Decke.
- Den Kopf von der Unterlage abheben, dabei aber gerade halten.
- Das Gesäß leicht anspannen.
- Die Schultern von den Ohren wegziehen.
- Die Arme gestreckt ca. 5- bis 10-mal deckenwärts und bodenwärts bewegen.
- Die gesamte Übung 3- bis 5-mal durchführen.

Hinweis: Bei allen Übungen in Bauchlage können entweder die Fußrücken aufliegen oder die Zehenspitzen aufgestellt werden, je nachdem welche Lage angenehmer ist.

Mögliche Fehler:

- Oberkörper wird angehoben.
- Kopf wird in den Nacken gelegt.
- Arme werden zu hoch bewegt. Dadurch wird die Wirbelsäule bewegt.

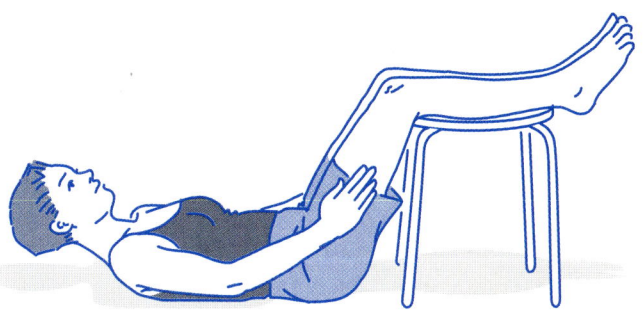

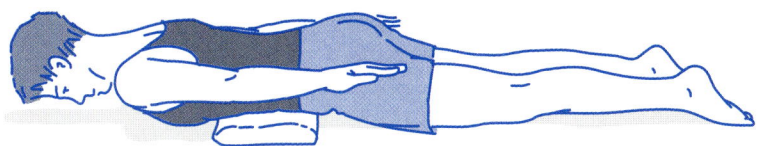

Übung 9

Ausgangsstellung: Stand

- Beugen Sie die Beine leicht an.
- Neigen Sie den Oberkörper in den Hüftgelenken etwas nach vorne.
- Den Kopf gerade halten.
- Die Arme seitlich bis ungefähr zur Waagerechten heben und wieder senken.
- 10 Wiederholungen, dann Pause einlegen.
- Die gesamte Übung 2- bis 3-mal durchführen.

Mögliche Fehler:

- Wirbelsäulenstellung wird verändert, d. h. der Oberkörper wird nach vorn bzw. hinten verlagert.
- Fußbelastung ist nicht gleichmäßig.
- Kopf steht nicht in Verlängerung der Wirbelsäule, sondern wird zur Brust geneigt oder in den Nacken gelegt.

Übung 10

Ausgangsstellung: Stand

- Beugen Sie die Beine leicht an.
- Neigen Sie den Oberkörper in den Hüftgelenken etwas nach vorne.
- Den Kopf in Verlängerung der Wirbelsäule einstellen.
- Die Arme vor dem Körper auf und nieder bewegen.
- 10 Wiederholungen, dann Pause einlegen.
- Die gesamte Übung 2- bis 3-mal durchführen.

Mögliche Fehler:

- Wirbelsäulenstellung wird verändert, d. h. der Oberkörper wird nach vorn bzw. nach hinten verlagert.
- Fußbelastung ist nicht gleichmäßig.
- Kopf steht nicht in Verlängerung der Wirbelsäule, sondern wird zur Brust geneigt oder in den Nacken gelegt.

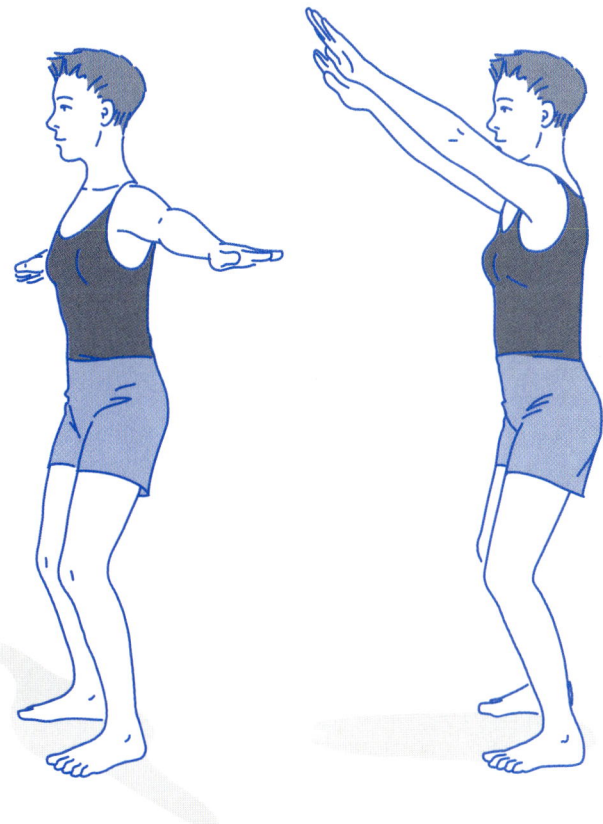

Übungen während der späten Reha-Phase

Übung 11

Ausgangsstellung: Vierfüßlerstand

- Die Hände vor die Schultern stellen.
- Die Ellenbogen leicht beugen und einwärts drehen.
- Die Fingerspitzen zeigen nach außen.
- Den Kopf gerade halten, d. h. die Augen schauen zwischen die Hände
- Die Kniegelenke stehen unter den Hüftgelenken.
- Die Fußspitzen aufstellen.
- Legen Sie sich eine rutschige Unterlage unter eine aufgestellte Fußspitze.
- Das Bein mit der aufgestellten Fußspitze nach hinten strecken.
- In gestreckter Stellung den Fuß ungefähr 1 cm vom Boden abheben.
- Ca. 5 Sek. halten, absetzen und wieder an den Körper heranziehen.
- 5–8 Wiederholungen je Bein, dann Pause einlegen.
- Die gesamte Übung 2- bis 3-mal durchführen.

Mögliche Fehler:

- Wirbelsäule wird beim Strecken, Abheben und Beugen des Beines bewegt.
- Kopf steht nicht in Verlängerung der Wirbelsäule, sondern wird gesenkt oder in den Nacken gelegt.
- Fußspitze verliert während der Beinstreckung den Kontakt mit der Unterlage.

Übung 12

Ausgangsstellung: Vierfüßlerstand

- Beide Knie gleichzeitig ca. 1 cm vom Boden abheben.
- Ca. 5 Sek. halten.
- 10–12 Wiederholungen, dann Pause einlegen.
- Die gesamte Übung 2- bis 3-mal durchführen.

Mögliche Fehler:

- Wirbelsäule wird beim Knieabheben gerundet.
- Knie werden zu hoch vom Boden abgehoben.
- Kopf steht nicht in Verlängerung der Wirbelsäule, sondern wird gesenkt oder in den Nacken gelegt.

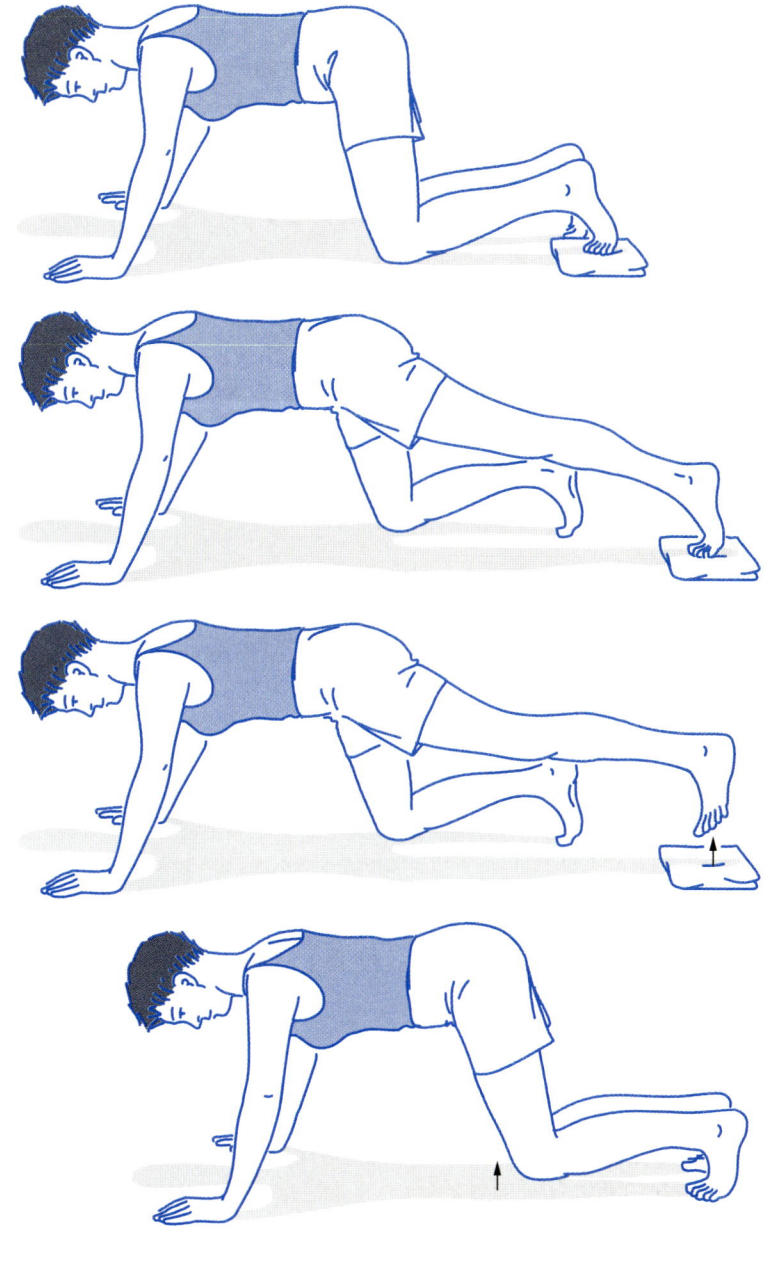

Übung 13

Ausgangsstellung: Vierfüßlerstand

- Beide Knie gleichzeitig ca. 1 cm vom Boden abheben.
- Die Knie abwechselnd vor- und zurückbewegen.
- Ca. 10 Sek. bewegen.
- 10–12 Wiederholungen, dann Pause einlegen.
- Die gesamte Übung 2- bis 3-mal durchführen.

Mögliche Fehler:

- Wirbelsäule wird beim Knieabheben gerundet.
- Knie werden zu hoch vom Boden abgehoben.
- Kopf steht nicht in Verlängerung der Wirbelsäule, sondern wird gesenkt oder in den Nacken gelegt.
- Knie werden beim Vor- und Zurückbewegen zu stark gebeugt.

Übung 14

Ausgangsstellung: Stand

- Verlagern Sie das Gewicht auf ein Bein (Standbein).
- Das andere Bein ungefähr 10 cm vom Boden abheben.
- Das Standbein leicht beugen (ungefähr 50°) und fast wieder strecken.
- 15–20 Wiederholungen, dann Pause einlegen.
- Die gesamte Übung 2- bis 3-mal durchführen.

Tipp: Führen Sie, wenn möglich, die Übung mit Spiegelkontrolle durch.

Mögliche Fehler:

- Oberkörper wird nicht gerade gehalten.
- Knie des Standbeines wird nach innen oder außen bewegt, d. h. das Knie steht nicht über dem Sprunggelenk.
- Becken wird verdreht, es entsteht Bewegung in der Wirbelsäule.
- Belastung ist nicht gleichmäßig auf den ganzen Fuß verteilt.

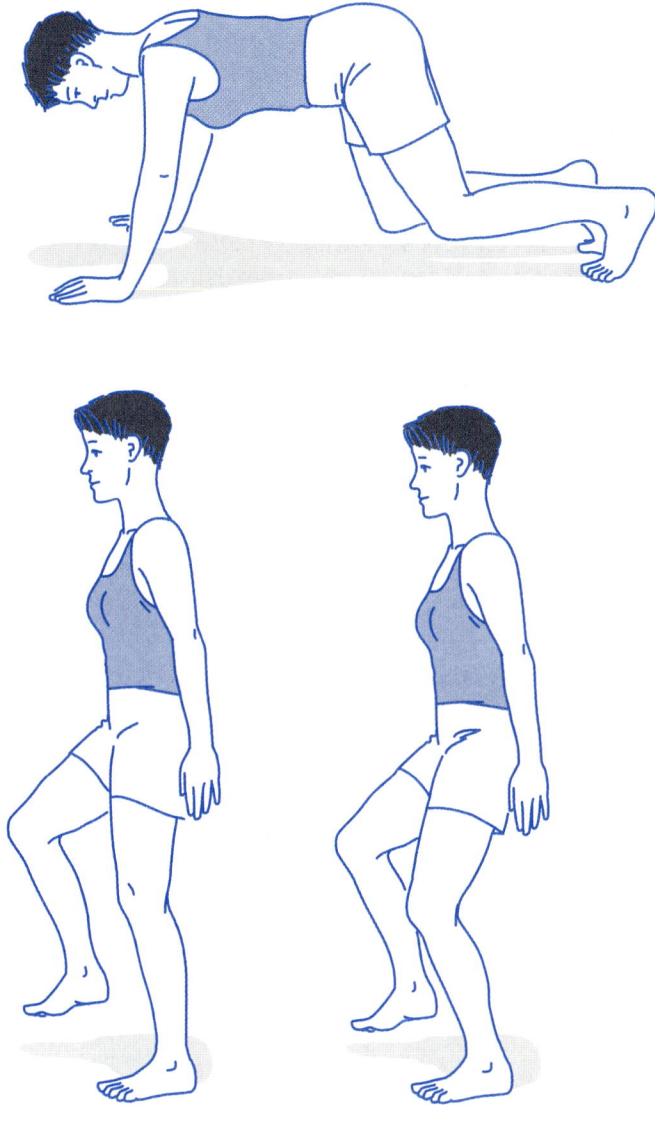

Übung 15

Ausgangsstellung: Unterarmstütz
- Statt auf die Hände (wie beim Vierfüßlerstand) stützen Sie sich auf die Unterarme.
- Die Ellenbogen stehen unter den Schultergelenken.
- Die Hände sind zur Faust geschlossen und liegen mit den Handkanten am Boden auf.
- Den Kopf gerade halten, d. h. zwischen die Unterarme schauen.
- Beide Knie fast ausstrecken
- Beide Knie gleichzeitig ca. 1 cm abheben.
- Ca. 5 Sek. halten
- 10–15 Wiederholungen, dann Pause einlegen.
- Die gesamte Übung 2- bis 3-mal durchführen.

Mögliche Fehler:
- Absinken oder Runden der Wirbelsäule.
- Becken und Schultergürtel sind nicht in einer Linie, vor allem das Gesäß steht zu hoch.
- Kopf steht nicht in Verlängerung der Wirbelsäule, sondern wird gesenkt oder in den Nacken gelegt.
- Knie werden zu weit abgehoben.

Übung 16

Ausgangsstellung: Vierfüßlerstand
- Legen Sie sich eine rutschige Unterlage im Wechsel unter eine Hand.
- Heben Sie beide Knie gleichzeitig ungefähr 1 cm ab.
- Mit der Hand auf der Unterlage ca. 5 Sek. einige Zentimeter **vor und zurück** wischen.
- 5–10 Wiederholungen je Hand, dann Pause einlegen.
- Die gesamte Übung 2- bis 3-mal durchführen.

Variante: Mit der Hand auf der Unterlage ca. 5 Sek. einige Zentimeter **seitwärts** wischen, sonst genau so ausführen wie oben beschrieben.

Mögliche Fehler:
- Becken kippt ab.
- Wirbelsäule wird bewegt.
- Ellenbogengelenk des Standarmes wird überstreckt.
- Kopf steht nicht in Verlängerung der Wirbelsäule.
- »Wischbewegung« wird zu weit gemacht.
- Belastung verteilt sich nicht gleichmäßig auf die beiden Fußspitzen.
- Knie werden zu weit abgehoben.

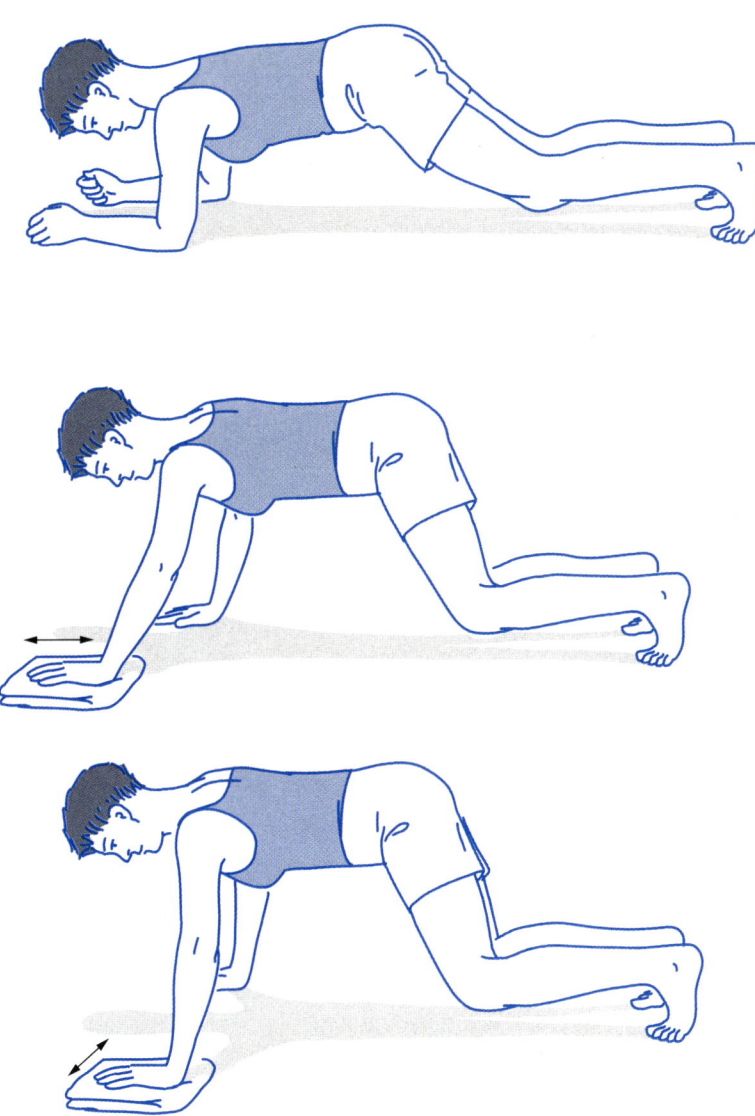

Übung 17

Ausgangsstellung: Liegestützposition
- Der Körper ist auf Hände und Zehenspitzen gestützt.
- Die Knie berühren den Boden nicht.
- Die Augen schauen zwischen die Handflächen.
- Senken Sie den Oberkörper und das Becken durch Beugen der Ellenbogengelenke (Liegestütz).
- 3–10 Wiederholungen, dann Pause einlegen.
- Die gesamte Übung 2- bis 3-mal durchführen.

Mögliche Fehler:
- Gesäß wird nicht gleichzeitig mit dem Oberkörper abgesenkt, so dass ein Hohlkreuz entsteht.
- Kopf steht nicht in Verlängerung der Wirbelsäule, sondern wird gesenkt oder in den Nacken gelegt.

Übung 18

Ausgangsstellung: seitlicher Liegestütz
- Dafür in Seitlage den Ellenbogen unter die Schulter setzen.
- Der Unterarm liegt auf dem Boden und bildet mit dem Oberarm einen rechten Winkel.
- Die Beine im Hüftgelenk leicht beugen (etwa 30 °).
- Die Knie strecken.
- Den oben liegenden Arm auf dem Becken auflegen.
- Drücken Sie das Becken vom Boden hoch.
- Den Kopf dabei in Verlängerung der Wirbelsäule gerade halten.
- Die Position 5–7 Sek. halten.
- 5–10 Wiederholungen, dann Pause einlegen.
- Die gesamte Übung 2- bis 3-mal pro Seite durchführen.

Mögliche Fehler:
- Keine gerade Wirbelsäulenstellung.
- Kopf steht nicht in Verlängerung der Wirbelsäule, sondern ist zur Brust geneigt oder in den Nacken gelegt.
- Becken kippt nach vorne oder nach hinten ab.

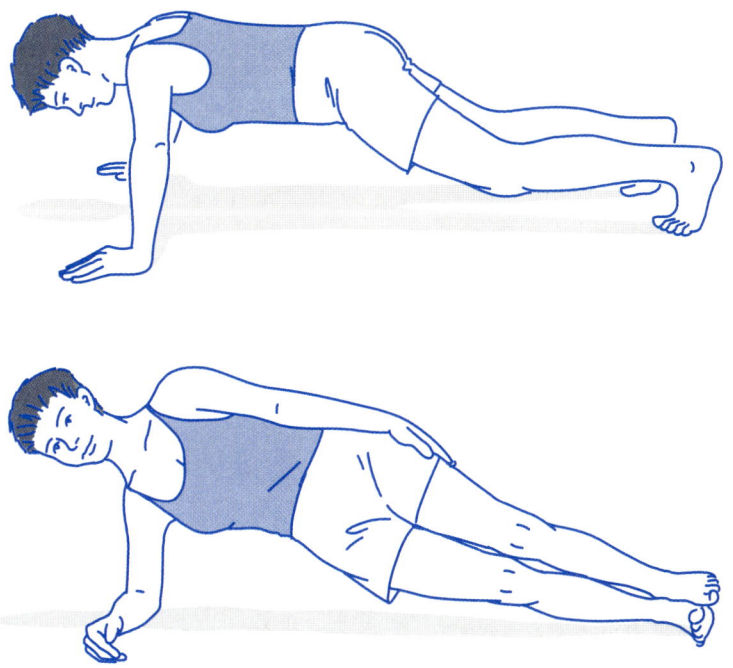

Übung 19

Ausgangsstellung: Stand

- Nehmen Sie das Theraband (ein elastisches Gummiband, das in unterschiedlichen Stärken erhältlich ist) unter beide Füße.
- Gehen Sie in leichte Grätschstellung.
- Die Knie sind leicht gebeugt und stehen über den Sprunggelenken.
- Den Oberkörper durch Beugung der Hüftgelenke leicht nach vorne verlagern.
- Nehmen Sie je ein Ende des Bandes in eine Hand.
- Beide Arme seitlich hoch bewegen (*nicht* bis zur Waagrechten) und wieder absenken.
- 10–20 Wiederholungen, dann Pause einlegen.
- Die Übung 3- bis 4-mal durchführen.

Mögliche Fehler:

- Oberkörper wird nach hinten verlagert, es kommt zum Hohlkreuz.
- Schultern werden hochgezogen.
- Arme werden über Schulterhöhe hinaus bewegt.
- Kopf steht nicht in Verlängerung der Wirbelsäule, sondern wird gesenkt oder in den Nacken gelegt.

Übung 20

Ausgangsstellung: Stand

- Die Knie sind leicht gebeugt.
- Das Theraband liegt unter Ihren Füßen.
- Sie halten die Therabandenden in der rechten und linken Hand.
- Mit der rechten Hand das Band nach rechts oben ziehen und die Spannung langsam wieder abnehmen lassen (das Band immer unter Spannung lassen).
- 10–20 Wiederholungen, dann Pause einlegen.
- Die Übung je Arm 2- bis 3-mal durchführen.

Mögliche Fehler:

- Oberkörper wird nach hinten verlagert.
- Schulter des bewegenden Armes wird hochgezogen.
- Kopf steht nicht in Verlängerung der Wirbelsäule, sondern wird zur Brust gesenkt oder in den Nacken gelegt.
- Knie werden gestreckt.

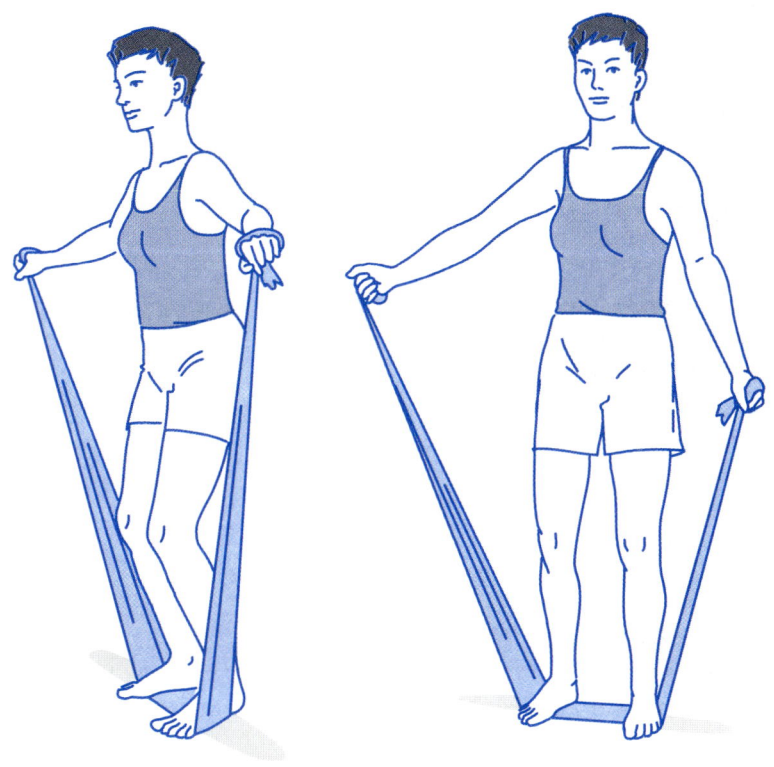

Übung 21

Ausgangsstellung: Stand auf der Treppe, Gesicht treppaufwärts richten
- Beide Vorfüße stehen auf der Treppe, die Fersen ragen über die Stufe hinaus.
- Das Gesäß anspannen.
- Auf die Zehenspitzen hochdrücken und Fersen wieder absenken.
- 15–20 Wiederholungen, dann Pause einlegen.
- Die Übung 2- bis 3-mal durchführen.

Mögliche Fehler:
- Oberkörper wird nach hinten verlagert.
- Gesäß wird nach hinten geschoben.
- Ungleiche Fußbelastung.

Übung 22

Ausgangsstellung: Stand auf der Treppe, Gesicht treppabwärts richten
- Ein Bein auf eine Stufe stellen, das andere vor der Stufe nach unten hängen lassen.
- Das Standbein beugen, bis das Knie über das Sprunggelenk hinaus zeigt.
- Mit der nach unten hängenden Zehenspitze die untere Stufe berühren.
- Das Knie wieder strecken.
- 10–20 Wiederholungen, dann Pause einlegen.
- Die Übung 2- bis 3-mal durchführen.

Mögliche Fehler:
- Oberkörper wird nach hinten verlagert.
- Gesäß wird nach hinten geschoben.
- Becken wird verdreht.
- Knie des Standbeines bewegt sich nach innen oder außen.

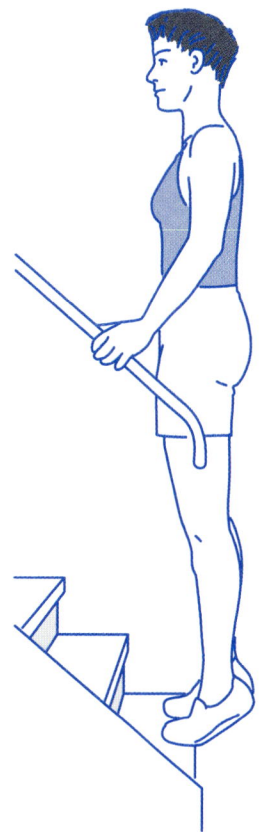
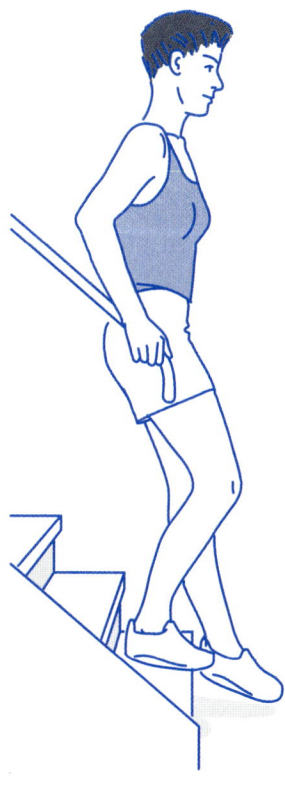

Übungen an der Kletterwand

Bevor die Übungen an der Kletterwand erläutert werden, soll kurz auf den Sinn und somit auf die Vorteile in der Physiotherapie eingegangen werden.

Die Kletterwand stellt eine noch nicht allzu bekannte, aber äußerst sinnvolle Ergänzung zu gängigen physiotherapeutischen Maßnahmen dar. Besonders gut kann der funktionelle Aspekt berücksichtigt und Bewegungsmuster aufgegriffen werden, wie sie im Alltag und Sport vorkommen.

Vorteile für den Therapeuten sind gute Korrekturmöglichkeiten und ein exaktes Training bei entsprechender Anleitung des Patienten. Weiterhin kann in guter Kokontraktion (Muskelmantelspannung) und ohne Hilfe von Fremdgewichten geübt werden, die bei Rückenbeschwerden mit Vorsicht einzusetzen sind. Der Therapeut sollte genau visuell und taktil kontrollieren, ob der gewünschte Muskel, bzw. die Muskelgruppe zur Kontraktion kommt.

Nach anfänglicher therapeutischer Anleitung können die Übungen auch selbstständig durchgeführt werden. Darüber hinaus stellt das Klettern eine unbedingt rückenfreundliche Sportart dar, wobei natürlich kein Extremsport gemeint ist. Sie kann vielen Patienten nach ärztlicher Rücksprache empfohlen werden.

Übungsbausteine können von Patient zu Patient übernommen werden. Ein optimales Training wird jedoch nur möglich, wenn bei jedem Patienten individuell überprüft wird, ob der gewünschte Muskel auch tatsächlich anspringt. Rückenschmerzen und Operationen verändern oft die physiologische Spannung des Muskels und schaffen eine andere Spannungssituation, die bei jedem Patienten unterschiedlich ist. Bei solch spezifischem Training kann häufig eine gute Hyperämisierung an den großen Muskelpartien beobachtet werden.

Weniger ist oft mehr

Bei allen Übungen soll in Bezug auf die Wiederholungsanzahl berücksichtigt werden, dass die Durchführung nicht um »jeden Preis« stattfinden soll, sondern dass die Genauigkeit, was Ausweichbewegungen betrifft, im Vordergrund stehen muss. Nur bei stabiler Wirbelsäule und Schmerzfreiheit macht Aufbau- und somit Muskeltraining Sinn.

Übung 23: *Kräftigung der Bauch- und Rückenmuskulatur*
Ausgangsstellung:
- Beide Hände greifen die Kletterwandgriffe, die Füße stehen auf den Griffen auf, so dass die Knie leicht gebeugt sind.
- Kopf wird in Verlängerung der Wirbelsäule eingestellt und die Körperspannung wird aufgebaut, indem Sie sich vorstellen, eine Hand in Gedanken ca. 5 Sekunden seitlich abzuheben.
- Pro Seite ca. 5–10 Wiederholungen.
- Pause einlegen und die gesamte Übung 2- bis 3-mal durchführen.

Mögliche Fehler:
- Bei der Vorstellung, die Hand abzuheben, wird das Becken verdreht.
- Kopf wird nach oben oder unten gehalten.

Übung 24a: *Training der Rumpfspannung*
Ausgangsstellung:
- Die Füße stehen auf unterschiedlich hohen Griffen.
- Die Hand, die dem höher stehenden Fuß zugewandt ist, greift nach oben, die andere Hand greift nach unten.
- Der nach oben gerichtete Arm soll ca. 5 Sekunden abgehoben werden.
- Wechseln Sie die Seiten nach ca. 5–10 Wiederholungen.
- Pause einlegen und insgesamt 2- bis 3-mal die Übung pro Seite durchführen.

Übung 24b
Ausgangsstellung:
- Der dem hoch stehenden Arm abgewandte Fuß soll während des Hochziehens an der Kletterwand abgehoben werden.
- Kopf folgt der Bewegung.
- Ziehen Sie sich nur so weit hoch, dass die Spannung ohne Verdrehen des Rückens gehalten werden kann
- Wiederholungsanzahl wie bei Übung 24 a.

Mögliche Fehler:
- Rücken wird verdreht.
- Der Kopf schaut nicht zum oben stehenden Arm.

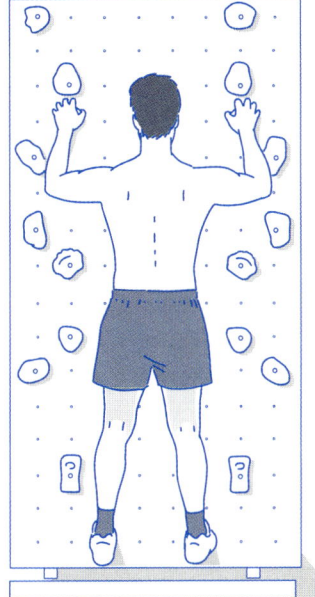

Abb. 23

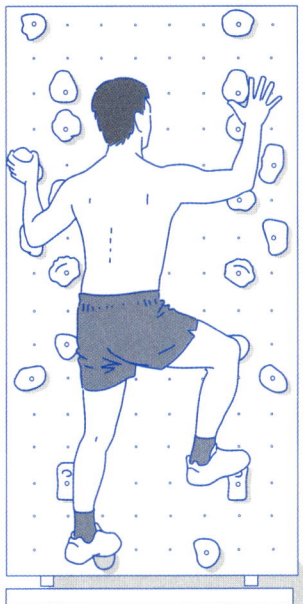

Abb. 24a

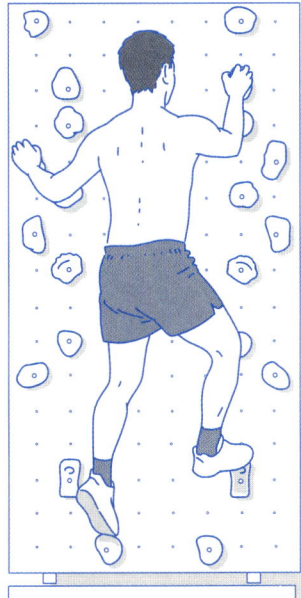

Abb. 24b

Übung 25

Anmerkung: Diese Übung kann nur mit Hilfe eines Therapeuten gemacht werden.

Training der seitlichen Rumpfmuskeln

Ausgangsstellung:
- Seitlage auf der Bank, das Becken und die Oberschenkel sind mit einem Gurt fixiert, der Oberkörper des Patienten liegt auf der Bank auf, die Arme sind gestreckt und die Hände nehmen Kontakt mit den Griffen an der Kletterwand auf.
- Die Therapeutin gibt den Impuls an der unten liegenden Seite, diese soll angespannt werden, indem sich die oben liegende Hand von dem Griff löst.
- Pro Seite ca. 2 x 5 Wiederholungen, je nach Kondition des Patienten.

Steigerungen können insofern erreicht werden, wenn der Oberkörper weniger weit auf der Bank liegt.

Mögliche Fehler:
- Die Wirbelsäule wird abgerundet.
- Der Kopf steht nicht in Verlängerung der Wirbelsäule.

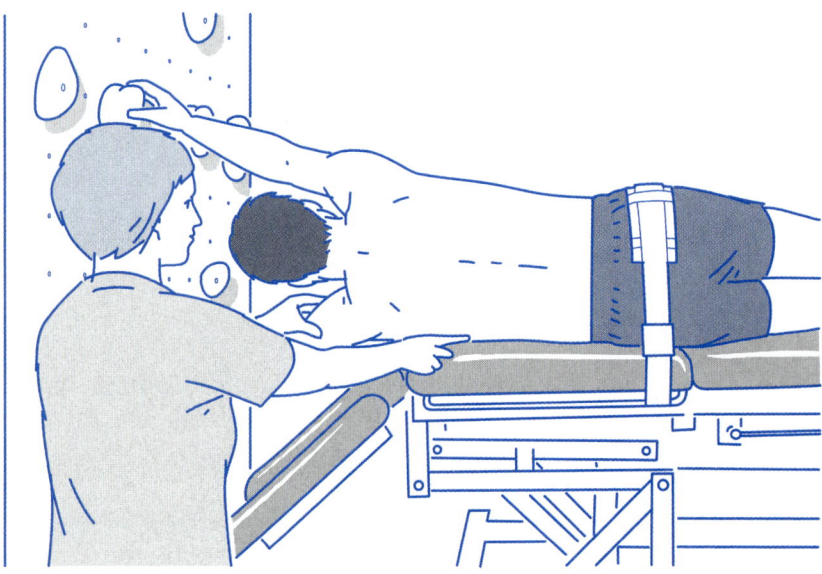

Übung 26: *Ganzkörperspannung (Bauch-Rücken-Oberschenkel-Training)*

Ausgangsstellung:
- Wirbelsäulengerechter Sitz auf dem Pezziball.
- Die Hände greifen wie abgebildet die Haltegriffe an der Kletterwand.
- Die Hände ziehen in der Vorstellung die Griffe nach unten.
- Das Gewicht soll durch Rollen des Pezziballes nach vorne auf die Füße gebracht werden, dabei wird das Gesäß leicht vom Ball abgehoben.
- 2- bis 3-mal ca. 5–15 Wiederholungen.

Mögliche Fehler:
- Das Gewicht wird ungleich auf die Füße verteilt.
- Der Armzug und das Rollen auf dem Ball erfolgt nicht gleichzeitig.
- Knie stehen nicht über den Füßen, sondern knicken nach innen weg.

Variation:
- Die Hände können enger oder weiter auseinander gesetzt werden.

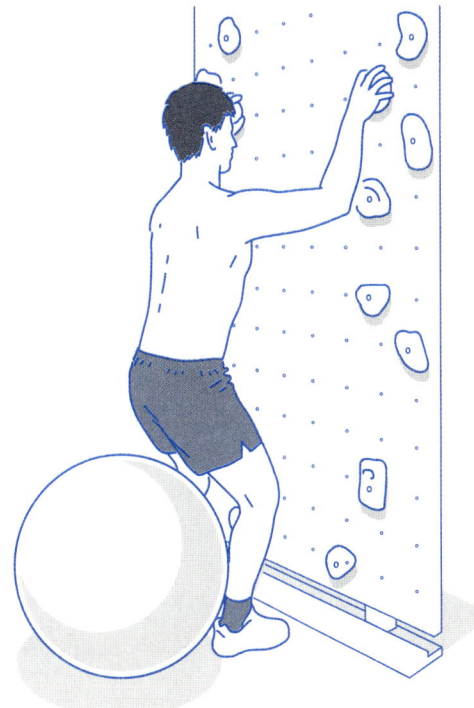

Postoperative Behandlungsphase

Die ersten Bewegungen

Aufstehen über Seitlage

Ausgangsstellung: Rückenlage

- Das der Drehseite abgewandte Bein aufstellen, den entgegengesetzten Arm neben den Kopf legen.
- Über das aufgestellte Bein Druck in die Unterlage geben, Schulter und Beckengürtel zur Seite drehen.
- Der neben dem Kopf liegende Arm und der vor dem Rumpf aufgestützte Arm drücken in die Unterlage.
- Gleichzeitig die gebeugten Beine aus dem Bett nehmen, eine oder beide Fersen gegen die Bettkante drücken.
- Während des Aufrichtens sofort Bodenkontakt aufnehmen.

Mögliche Fehler:

- Schultergürtel und Becken werden während des Drehens in die Seitlage nicht zusammen bewegt.
- Man sitzt während der Aufrichtung, und die Beine hängen frei in der Luft.

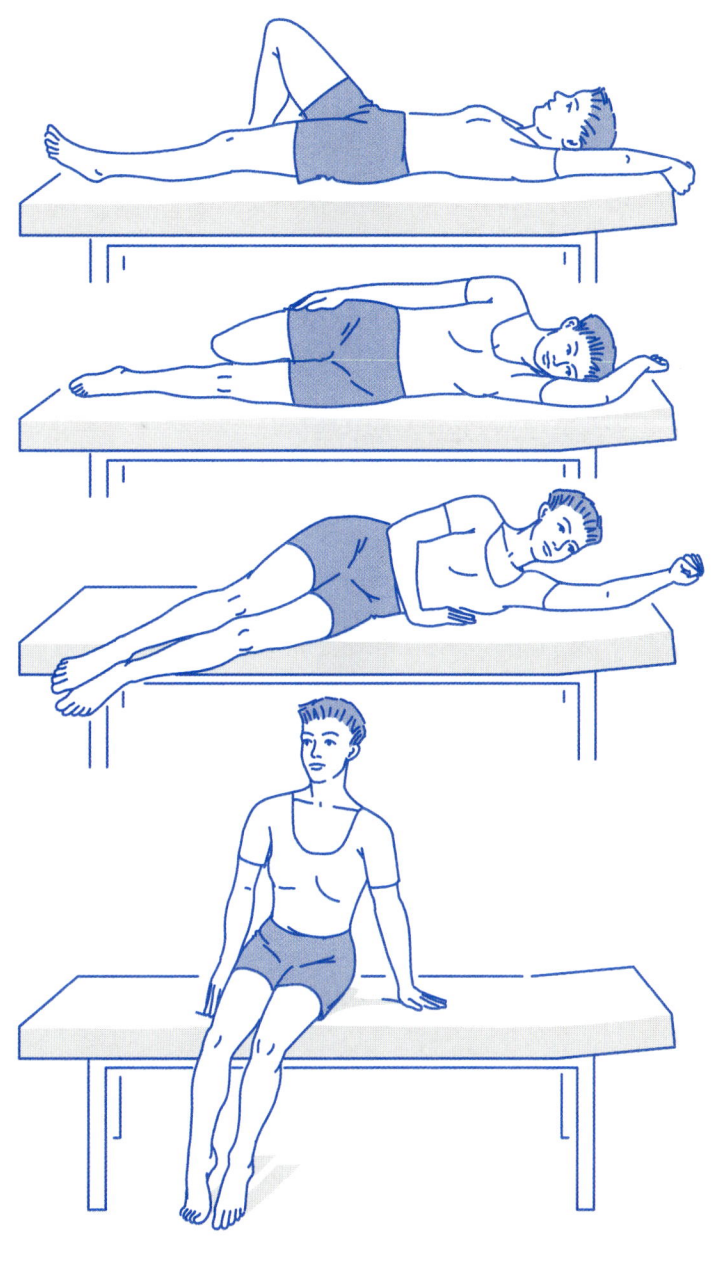

Aufstehen über Bauchlage

Ausgangsstellung: Rückenlage

- Den auf der Drehseite liegenden Arm neben den Kopf legen, das Bein der anderen Seite aufstellen.
- Den der Drehseite abgewandten Arm zusammen mit dem gebeugten Bein auf die andere Körperseite ziehen.
- Das Becken und den Schultergürtel gleichzeitig über Seit- in Bauchlage drehen.
- Die Unterarme auf Schulterhöhe abstützen.
- Mit den Unterarmen nach vorn in die Unterlage Druck geben und dabei das bettkantennahe Bein über die Kante schieben und auf dem Boden absetzen.
- Über den Druck und die Armstreckung das andere Bein aus dem Bett schieben und mit der Zehenspitze auf dem Boden aufsetzen.
- Aufrichten.

Mögliche Fehler:

- Druck der Arme fehlt.
- Beine werden aktiv abgehoben, und es entsteht Bewegung in der Lendenwirbelsäule.
- Oberkörper wird während des Aufrichtens abgehoben, und es entsteht ein Hohlkreuz.

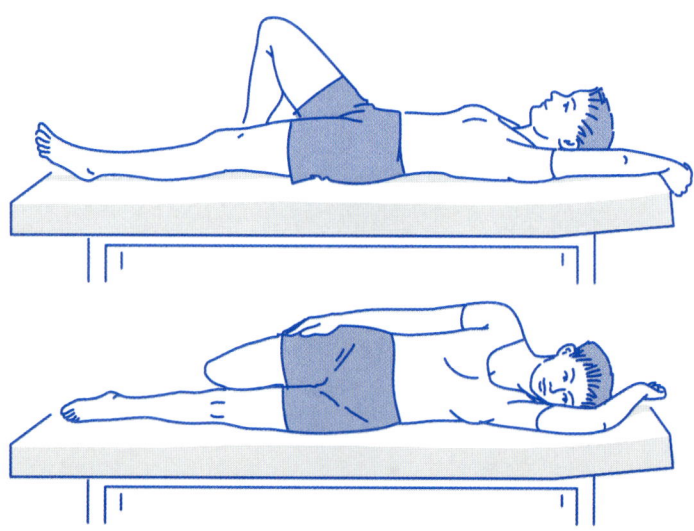

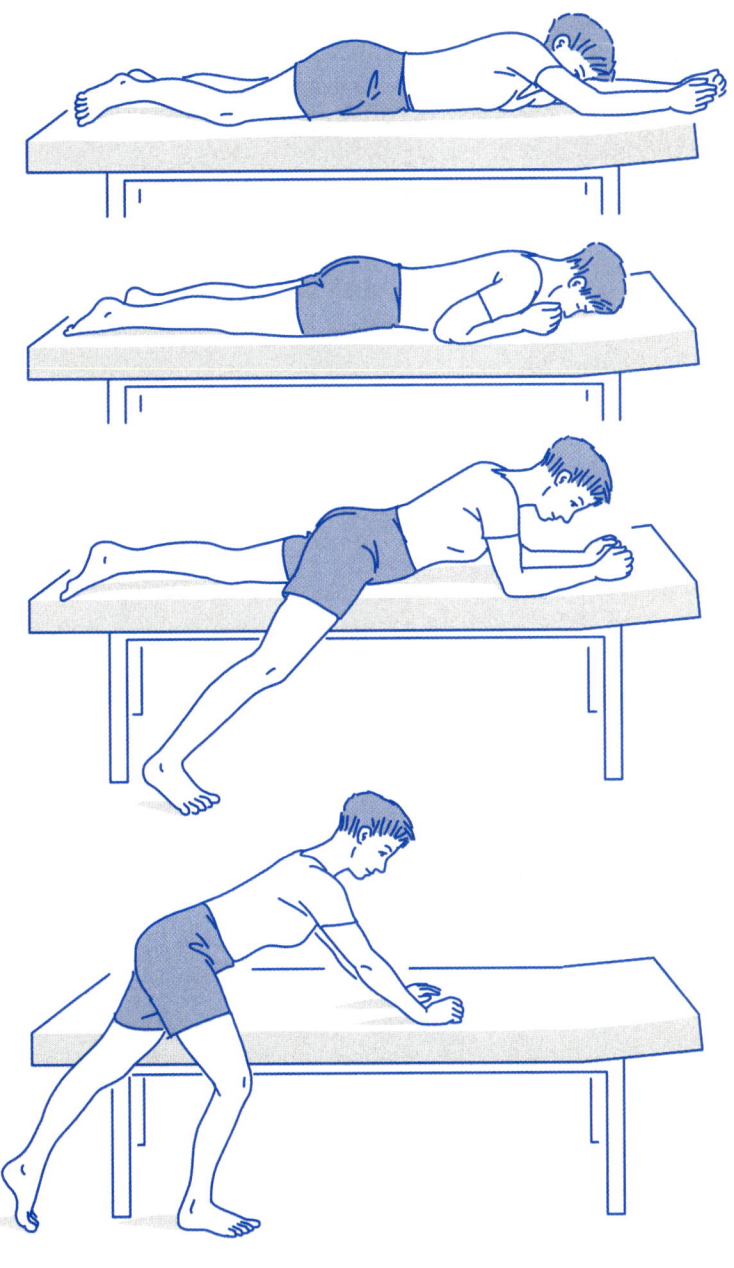

Hinlegen über Bauchlage

Ausgangsstellung: Stand (leicht schräg zum Bett stehen)
- Das dem Bett abgewandte Bein anbeugen.
- Die Hände bei geradem Rücken auf dem Bett abstützen.
- Die gebeugten Unterarme nach vorne oben schieben, dabei das dem Bett zugewandte Bein in das Bett gleiten lassen.
- Das andere Bein abheben und ebenso im Bett ablegen.

Mögliche Fehler:
- Arme bleiben auf Hüfthöhe und gleiten nicht nach vorne.

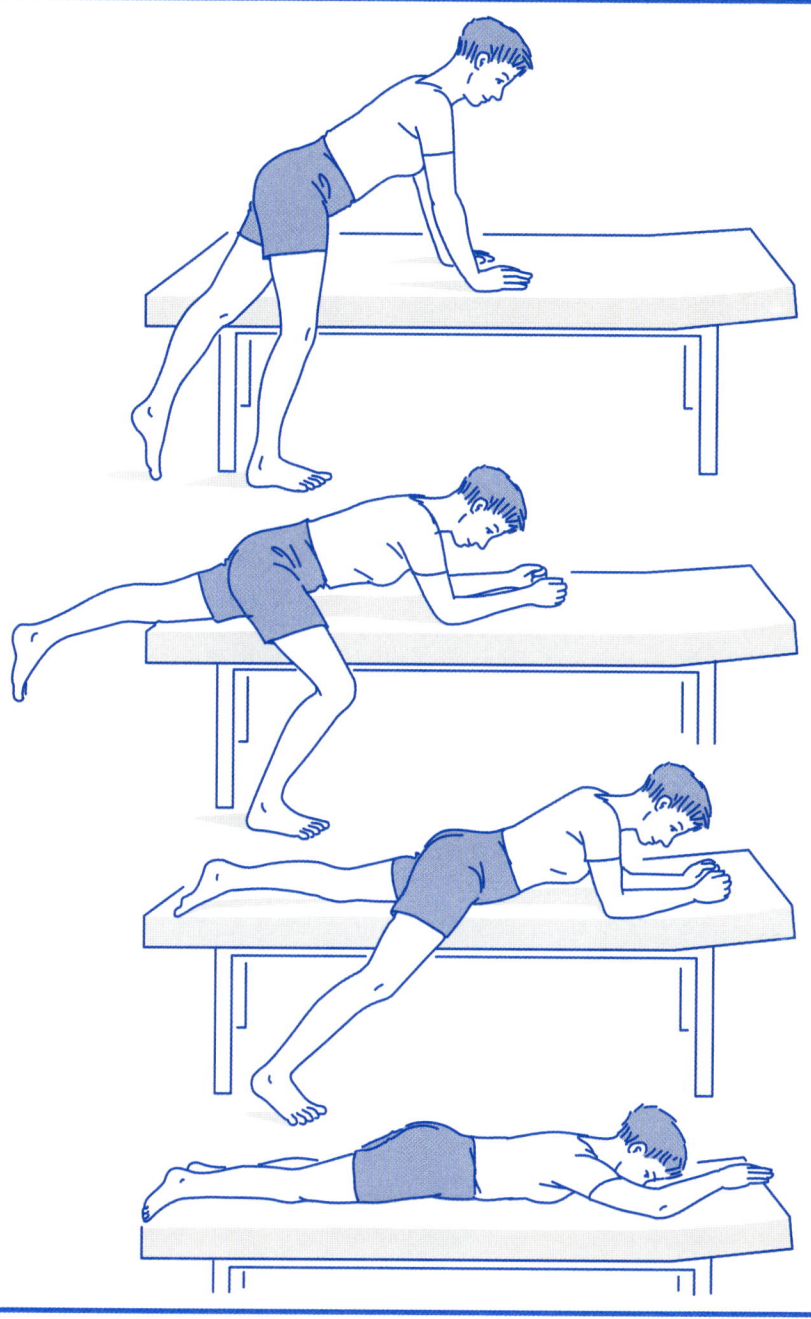

Übungen während der Akutphase

Übung 1: *Üben der Bauchspannung*
Ausgangsstellung: Rückenlage
- Die Beine ungefähr 45° beugen.
- Die Hände liegen auf dem Bauch.
- Den Bauch gegen die Hände spannen, indem die Rippen wie beim Ausatmen nach unten wandern.
- Die Spannung ca. 2–3 Sek. halten.
- Mehrmals täglich üben.

Mögliche Fehler:
- Lendenwirbelsäule wird in die Unterlage gedrückt oder der Bauch eingezogen.

Übung 2: *Üben der Rückenspannung*
Ausgangsstellung: Rückenlage
- Die Beine strecken und leicht abspreizen (eventuell Knie durch Knierolle leicht unterlagern).
- Die Arme strecken, beide Handrücken liegen auf der Unterlage.
- Das Gesäß anspannen, ohne die Stellung der Wirbelsäule zu ändern.
- Die Handrücken und die Arme sowie Hinterkopf in die Unterlage drücken.
- Die Spannung ca. 2–3 Sek. halten.
- Mehrmals täglich üben.

Mögliche Fehler:
- Lendenwirbelsäule bewegt sich bei der Gesäßspannung.
- Kinn bewegt sich nach oben oder unten, während der Kopf in die Unterlage gedrückt wird.

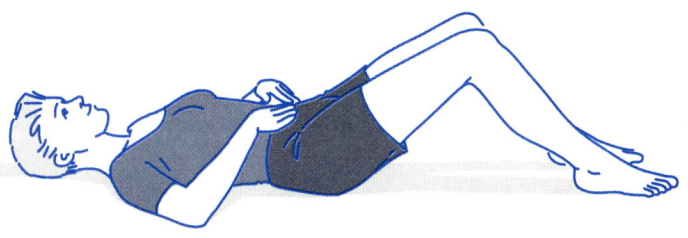

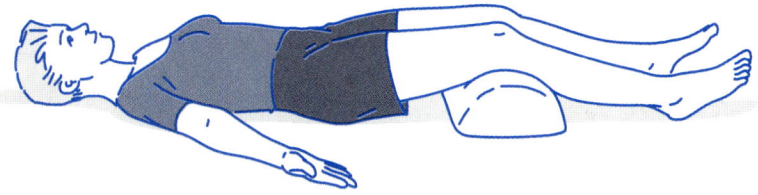

Übung 3: *Bauchmuskelübung*
Ausgangsstellung: Rückenlage
- Die Beine ungefähr 45° beugen.
- Den Bauch anspannen.
- Den Kopf von der Unterlage heben, ohne dabei das Kinn auf die Brust zu ziehen.
- Die Handflächen liegen an den Oberschenkelaußenseiten und drücken gleichzeitig dagegen.
- Die Spannung ca. 3–5 Sek. halten.
- 5 Wiederholungen, dann Pause einlegen.
- Die gesamte Übung 3- bis 5-mal durchführen.

Mögliche Fehler:
- Luft wird angehalten.
- Druck erfolgt nicht gleichmäßig.
- Wirbelsäule wird bewegt.
- Kopf wird nicht gerade gehalten, sondern in Richtung Brust geneigt.

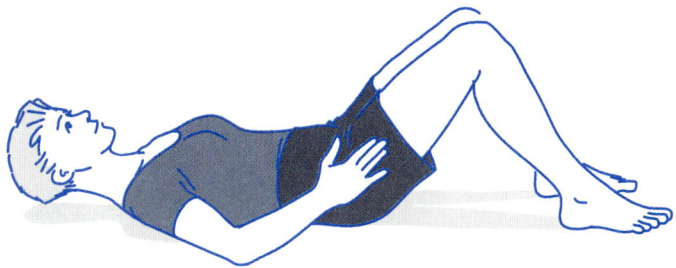

Übung 4: *Rückenmuskelübung*

Ausgangsstellung: Rückenlage

- Die Beine ungefähr 45° beugen.
- Die Handkanten liegen auf der Unterlage, wobei die Arme gestreckt und leicht abgespreizt vom Körper aufliegen.
- Die Schultern von den Ohren wegziehen und Druck mit den Handkanten in die Unterlage geben.
- Die Spannungen ca. 3–5 Sek. halten.
- 5 Wiederholungen, dann Pause einlegen.
- Die gesamte Übung 2-mal durchführen.

Mögliche Fehler:

- Luft wird angehalten.
- Es entsteht ein Hohlkreuz.

Übung 5: *Rückenmuskelübung*

Ausgangsstellung: Bauchlage

- Die Arme liegen neben dem Körper.
- Die Handrücken zeigen zur Decke.
- Den Kopf von der Unterlage abheben, dabei weiterhin gerade halten (nicht in den Nacken legen).
- Das Gesäß leicht anspannen.
- Die Schultern von den Ohren weg in Richtung Füße ziehen.
- Die Arme gestreckt ca. 5- bis 10-mal deckenwärts und bodenwärts bewegen.
- Die gesamte Übung 3- bis 5-mal durchführen.

Hinweis: Bei allen Übungen in Bauchlage können entweder die Fußrücken aufliegen oder die Zehenspitzen aufgestellt werden, je nachdem, welche Lage angenehmer ist.

Mögliche Fehler:

- Oberkörper wird von der Unterlage abgehoben.
- Kopf wird in den Nacken gelegt.
- Wirbelsäule wird bewegt.

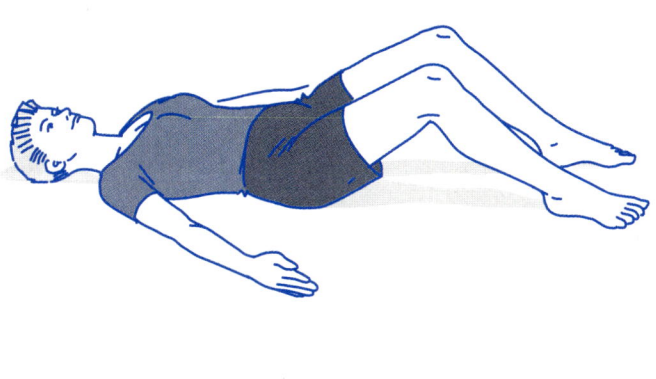

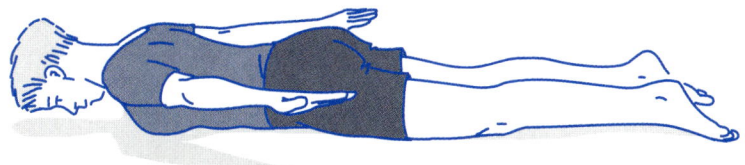

Übung 6: *Oberschenkelmuskelübung*

Ausgangsstellung: Stand

- Das Gesäß (Kreuzbein) an die Wand anlehnen.
- Die Knie leicht beugen.
- Die Hände auf den Oberschenkeln abstützen.
- Den Oberkörper durch Beugung im Hüftgelenk leicht nach vorne verlagern.
- Die Knie bis maximal 70° beugen, dabei an der Wand entlangrutschen.
- Nicht zu tief sinken lassen, dann das Gesäß wieder fast bis zur Streckung der Knie nach oben schieben.
- 10–20 Wiederholungen, dann Pause einlegen.
- Die gesamte Übung 3-mal durchführen.

Übung 7: *Oberschenkelmuskelübung*

Ausgangsstellung: Schrittstellung, ohne Anlehnen

- Die Hände auf den Oberschenkeln abstützen.
- Den Oberkörper durch Beugung im Hüftgelenk leicht nach vorne verlagern.
- Das vordere Bein mehr belasten.
- Die Knie in dieser Stellung leicht beugen und wieder fast strecken.
- 10–20 Wiederholungen, dann eine Pause einlegen.
- Die gesamte Übung 3-mal durchführen.

Mögliche Fehler:

- Knie stehen bei der Beugung nicht über den Füßen, d.h. die Knie werden nach außen oder nach innen bewegt.
- Rücken wird nicht gerade gehalten.

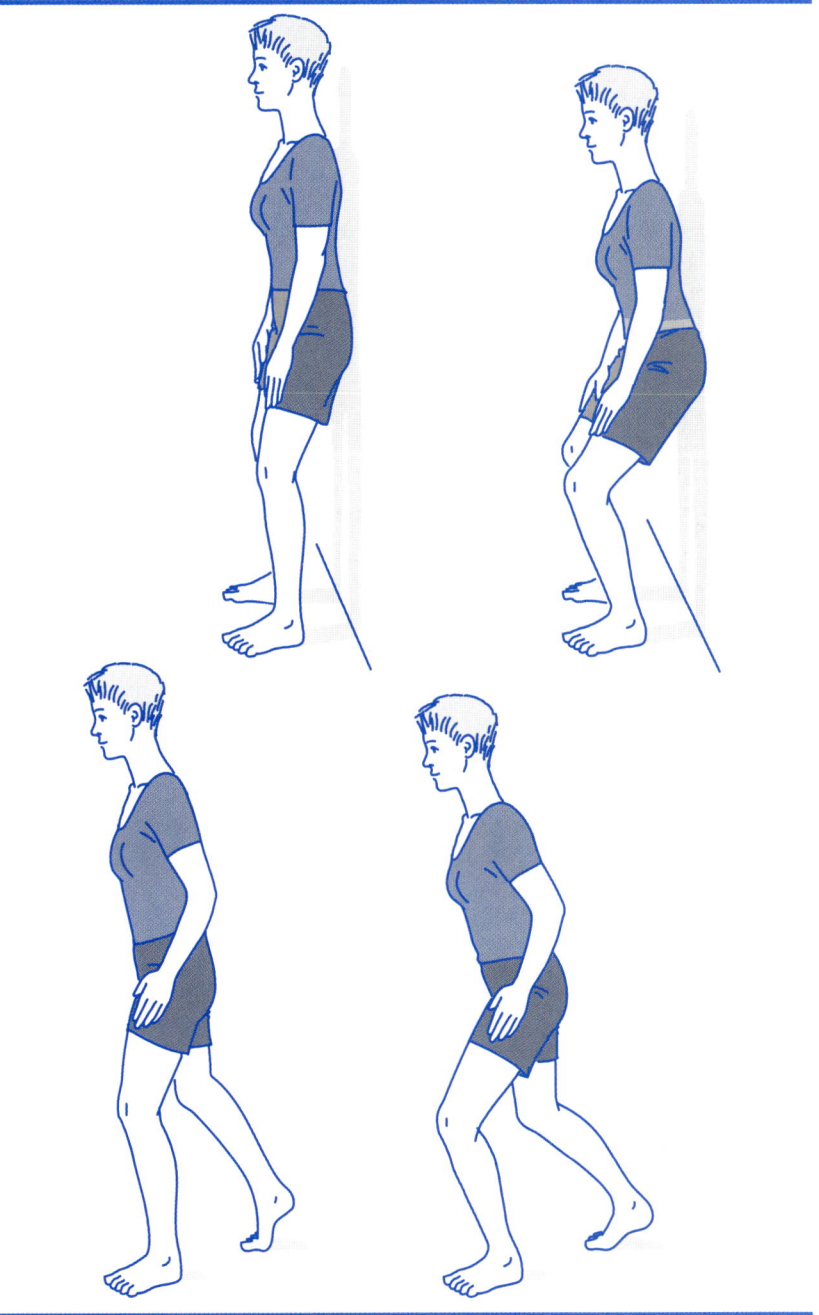

Übungen während der frühen Reha-Phase

Übung 8: *Rumpf- und Beintraining*
Ausgangsstellung: Rückenlage, die Arme liegen neben dem Körper
- Die Beine ungefähr 45° beugen.
- Die Unterarme anbeugen.
- Den Bauch anspannen.
- Den Kopf und die Schultern abheben, den Kopf dabei gerade halten.
- Die Arme 15- bis 20-mal deckenwärts strecken und wieder senken.
- Die gesamte Übung 2- bis 3-mal durchführen.

Übung 9: *Rumpf- und Beintraining*
Ausgangsstellung: Rückenlage, die Arme liegen neben dem Körper
- Die Beine ungefähr 45° beugen.
- Den Bauch anspannen.
- Den Kopf und die Schultern abheben, den Kopf dabei gerade halten.
- Die Handflächen zeigen zum Körper.
- Die Arme 15- bis 20-mal gestreckt parallel zum Körper in Richtung Kopf und wieder zurück bewegen.
- Die gesamte Übung 2- bis 3-mal durchführen.

Hinweis: Anfangs können die Übungen auch durchgeführt werden, ohne dabei den Kopf und die Schultern abzuheben.

Mögliche Fehler:
- Kopf steht nicht in Verlängerung der Wirbelsäule, sondern wird zur Brust gezogen.
- Bauch wird eingezogen und die Lendenwirbelsäule nach unten gedrückt.

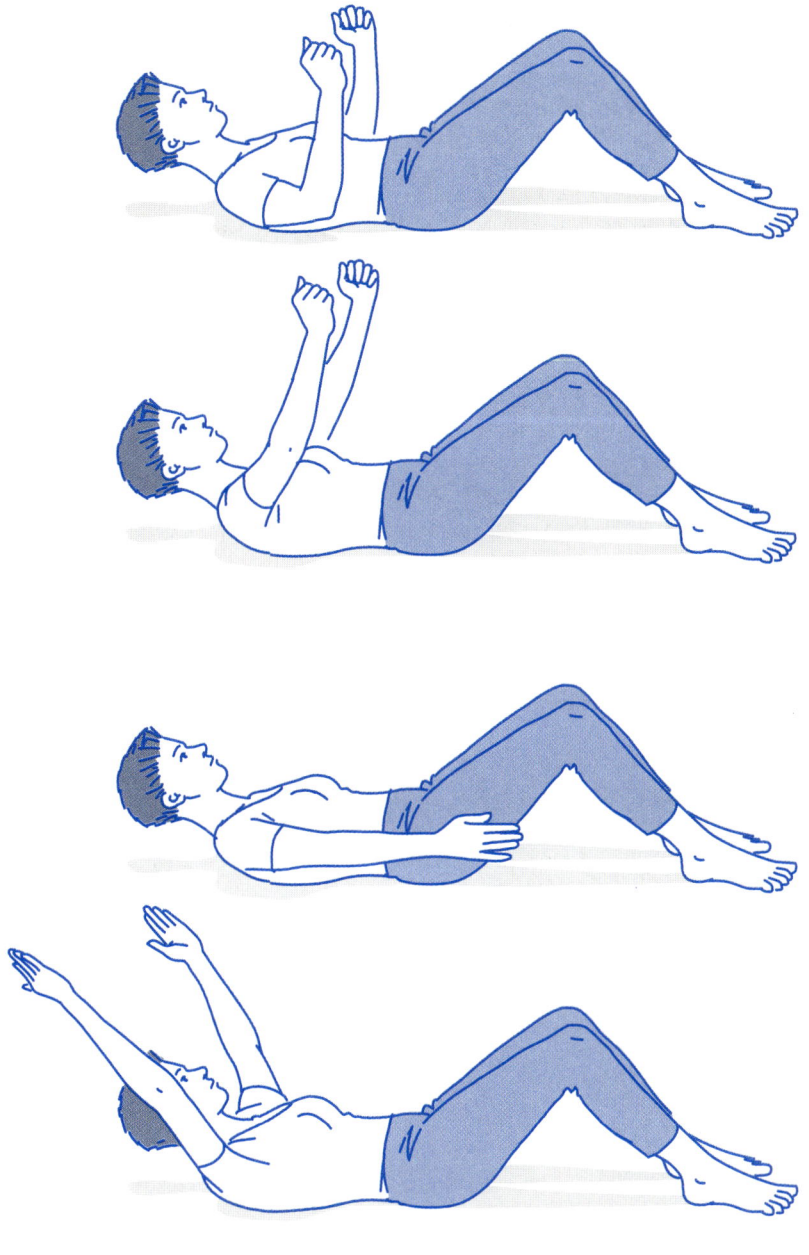

Übung 10: *Rumpf- und Beintraining*
Ausgangsstellung: Bauchlage
- Die Handflächen neben den Hüften auf die Unterlage stützen, Ellenbogen leicht beugen.
- Das Gesäß leicht anspannen.
- Den Kopf von der Unterlage abheben, dabei weiter gerade halten.
- Die Schultern von den Ohren wegziehen, die Schulterblätter bewegen sich zur Wirbelsäule.
- Die Handflächen abheben, die Arme strecken und wieder beugen.
- 15–20 Wiederholungen, dann Pause einlegen.
- Die gesamte Übung 2- bis 3-mal durchführen.

Übung 11: *Rumpf- und Beintraining*
Ausgangsstellung: Bauchlage
- Die Arme liegen leicht abgespreizt neben dem Körper, die Handflächen zeigen zum Boden.
- Das Gesäß leicht anspannen.
- Den Kopf von der Unterlage abheben, dabei weiter gerade halten.
- Die Schultern von den Ohren wegziehen.
- Die Arme abheben und im Ellenbogengelenk beugen und strecken.
- 15–20 Wiederholungen, dann Pause einlegen.
- Die gesamte Übung 2- bis 3-mal durchführen.
- Bei Bedarf kann ein weiches Handtuch unter den Bauch gelegt werden.

Mögliche Fehler:
- Schulterblätter bleiben nicht an der Wirbelsäule.
- Kopf steht nicht in Verlängerung der Wirbelsäule, sondern wird in den Nacken gelegt.
- Oberkörper wird von der Unterlage abgehoben.

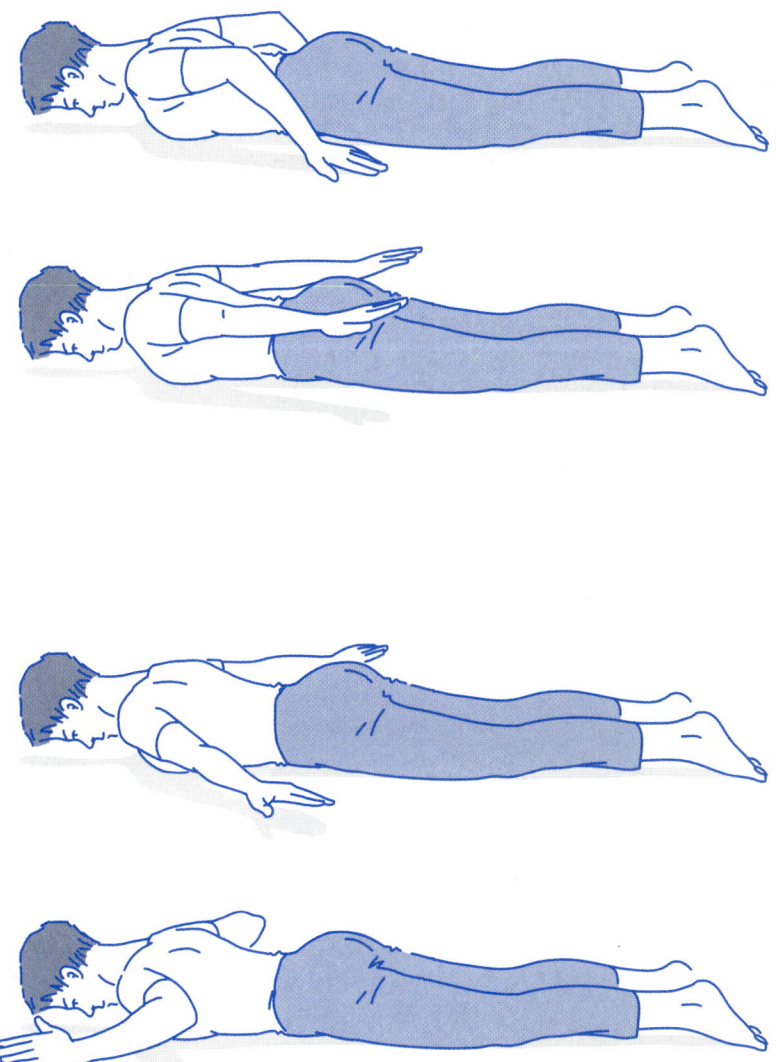

Übungen während der späten Reha-Phase

Sämtliche Übungen in der **postoperativen** späten Reha-Phase sind identisch mit den Übungen der **konservativen** späten Reha-Phase.

Ergänzende Übungen

Übungen im Wasser

Warmes Wasser mit einer Temperatur von 32 bis 34 °C ist ideal für eine Übungsbehandlung im Wasser. Dadurch werden Sie entspannt, das Wasser nimmt Ihnen die körperliche Belastung und fördert die Muskelfestigung durch seinen Widerstand.

Übungsempfehlungen für Schwimmer: Die selbsttätigen Übungen können entweder in Form des einfachen Schwimmens mit wechselndem Schwimmstil oder gezielt nach Anleitung durchgeführt werden.

Voraussetzung für eine erfolgreiche Schwimmbehandlung ist die vollständige Entkrampfung unseres Körpers. Treten Beschwerden auf, so kann das Folge von Angst und Unsicherheit im Wasser sein, was wiederum zu einer falschen Haltung führt. Längeres Brustschwimmen ist aufgrund der dadurch ständig überstreckt gehaltenen Wirbelsäule zu vermeiden. Günstig für die Wirbelsäule sind Kraulschwimmen und Rückenschwimmen. Auch häufiges Drehen um die eigene Körperachse im Wasser, einmal links, einmal rechts herum, ist empfehlenswert. Dadurch werden Spannungszustände leicht beseitigt. Die spielerische Fortbewegung im Wasser ist besonders vorteilhaft.

Übungsempfehlungen für Nichtschwimmer:
- Gehen mit großen Schritten.
- Gehen mit großen Schritten und dabei die Arme kräftig durch das Wasser ziehen, jeweils Arm und Bein der Gegenseite.
- Seitwärts gehen: Beim Abspreizen der Beine die Arme ebenfalls abspreizen, beim Schließen der Beine die Arme zum Körper heranziehen.
- Rückwärts gehen.
- Sehr schnell im Wasser treten, so dass der Körper aufrecht im Wasser steht.

Übungen im Gehen

- Gehen Sie unter Kontrolle der Augen auf einer Linie entlang.
- Nehmen Sie nun ein Seil zur Hilfe, legen Sie es auf die Erde, und gehen Sie an ihm entlang. Sehen Sie nicht hin, sondern tasten Sie das Seil mit den Füßen.

- Gehen Sie nun auf den Zehen, achten Sie darauf, dass diese den Fuß von den Zehenballen bis zu den Zehenspitzen weiter abdrücken. *Anmerkung:* Von hinten muss man die ganze Fußsohle sehen, das gilt auch für das normale Gehen.
- Gehen Sie jetzt auf den Zehen über ein Seil.
- Gehen Sie jetzt rückwärts, blicken Sie nicht nach hinten, sondern versuchen Sie, mit den Füßen den Raum nach hinten auszutasten.
- Mit musikalischer Untermalung rhythmisch vor- und zurückgehen. Das Einschlagen der entgegengesetzten Richtung darf keine Schwierigkeiten machen.

Übungen zur Schmerzlinderung

Treten akut Schmerzen auf, muss der Arzt aufgesucht werden. Leiden Sie unter immer wiederkehrenden leichteren Schmerzzuständen, und ist Ihr behandelnder Arzt darüber informiert, so können Sie auch selbst etwas zur Schmerzlinderung tun:

- Entlastung der Wirbelsäule und gleichmäßige Wärme durch Bettruhe.
- Ein warmes Bad wirkt oft schmerzlindernd.

Dazu können Sie beim Nachlassen der schmerzhaften Spannung leichte Übungen im Wasser durchführen, wobei Sie die Schmerzgrenze immer beachten müssen (s. Übungen im Wasser).

Die hier aufgeführten Übungen im Wasser, die Übungen im Gehen und die Übungen zur Schmerzlinderung dürfen in der postoperativen Reha-Phase nur nach Anleitung und unter Aufsicht begonnen werden.

Maßnahmen bei Gefühlsstörungen
Streichen, Beklopfen, auch Massagen mit weicher Bürste können im Bereich der gestörten Hautbezirke zu einer besseren Rückkehr der normalen Gefühlsempfindung führen.

Übungen bei Muskelschwäche (Lähmungen)
Bei bestehenden Muskelschwächen und Lähmungen muss mit der betroffenen Muskulatur besonders intensiv geübt werden. Dazu ist fachgerechte, krankengymnastische Anleitung notwendig. Hat der Patient die Übungen (Ausgangsstellung, Übungsauswahl, Häufigkeit und Pausen) erlernt, kann er selbstständig weiterüben, um die Muskulatur zu kräftigen. Bleibt ein Übungserfolg zunächst aus, ist es wichtig, sich ausdauernd und bewusst auf die erwünschte Muskeltätigkeit zu konzentrieren.

Schlusswort

Unter bandscheibenbedingten Schmerzen leiden viele Menschen. Es gibt aber auch andere Gründe für ihre Beschwerden. Die Diagnose stellt deshalb der behandelnde Arzt.

Es bleibt zu hoffen, dass dieser Ratgeber seinen Zweck erfüllt hat: über das Bandscheibenleiden im Bereich der Lendenwirbelsäule zu informieren und Wege für eine Krankheitsvorsorge bzw. für eine erfolgreiche Nachsorge zu eröffnen.

Ärztlicher Rat und ärztliche Hilfe können nur wirksam werden, wenn auch der Betroffene bereit ist, einen eigenen Beitrag zu seiner Genesung zu liefern.

Der Kranke erwartet vom Arzt, dass dieser ihn von seinen Schmerzen befreit und gesund macht. Doch dieses Ziel lässt sich nur erreichen, wenn Arzt und Patient vertrauensvoll zusammenarbeiten. Der Arzt muss vom Kranken erwarten können, dass dieser die ärztlichen Bemühungen unterstützt und die empfohlene Behandlung durchführt.

Und noch ein Hinweis: Sie müssen aus den Empfehlungen für die Aktivitäten des täglichen Lebens und den Anleitungen im Übungsteil keinen täglichen Verhaltens- und Übungszwang ableiten. Versuchen Sie, die brauchbaren Anregungen zu einer natürlichen Selbstverständlichkeit werden zu lassen. Haben Sie diesen Schritt innerlich vollzogen, werden Sie Ihre ängstliche Unsicherheit ablegen und Beruhigung empfinden: Sie haben damit selbst Verantwortung für Ihre Gesundheit übernommen. Die Zielsetzung dieses Ratgebers hätte sich erfüllt!

Dank

Herrn Prof. Dr. med. W. Bähren, Leitender Arzt der Radiologischen Abteilung, Bundeswehrkrankenhaus Ulm, verdanke ich die Auswahl und Überlassung der Röntgen-Bilder, Computer- und MR-Tomographien. Meinem langjährigen Mitarbeiter, Herrn Priv.-Doz. Dr. med. Volker Tronnier,

Oberarzt der Neurochirurgischen Universitäts-Klinik Heidelberg, danke ich für seine Empfehlungen zur operativen Schmerztherapie. Danken möchte ich zum Schluss der TRIAS-Redaktion, Frau U. Spieldiener, die auch diese 8. Auflage wie gewohnt entgegenkommend begleitet hat.

Fremdwörterverzeichnis

Affekt
Gemütsverfassung; im engeren
Sinn als heftige Gemütswallung
mit vegetativer Begleiterschei-
nung definiert

Analgetika
schmerzstillende Mittel

Anatomie
Lehre vom Bau der Körperteile

Antikoagulanzien
gerinnungshemmende Substanzen

Antiphlogistika
Mittel zur Behandlung von Entzündungen

Anulus fibrosus
äußerer Faserknorpelring der
Zwischenwirbelscheibe

Balance
Gleichgewicht

Biochemie
Grundlagenwissenschaft, die mit
den Methoden der Chemie die
Lebensvorgänge im Organismus
untersucht

Biomechanik
Lehre von den mechanischen
Vorgängen in und an Lebewesen

Cauda equina
Nervenfaserbündel, die vom Ende des Rückenmarkes etwa in
Höhe des zweiten Lendenwirbels
nach unten den Lendenwirbel-
kanal ausfüllen

charakteristisch
kennzeichnend

Chondrosis intervertebralis
frühes Stadium der Bandscheibenveränderung infolge Gewebealterung

chronisch
sich langsam entwickelnd, langsam verlaufend

Claudicatio intermittens
unterbrochenes (intermittieren-
des) Hinken

Degeneration
Entartung

Diagnose
Erkennung und Benennung von
Krankheiten

Diszitis
Entzündung der Zwischenwirbelscheibe

Discus intervertebralis
Zwischenwirbelscheibe

dorsal
hinten (nach dem Rücken hin lie-
gend)

Dura mater spinalis
harte Rückenmarkshaut

Endoskop
Instrument zur Untersuchung
und operativen Behandlung von
Körperinnenräumen

Facettensyndrom
von den Zwischenwirbelgelenken
ausgehende Schmerzzustände

Fibrose
Vermehrung des Bindegewebes

Foramen intervertebrale
Zwischenwirbelloch für den
Durchtritt der Nervenwurzeln

Fusion
hier: operativ herbeigeführte
Wirbelverschmelzung

Hemilaminektomie
Entfernung eines Wirbelhalb-
bogens

Hydratation
Bindung von Wasser an
chemische Substanzen

individuell
für die einzelne Person eigen-
tümlich; vereinzelt

Infiltration
hier: Umspritzen mit Medikamenten

Initiative
Entschlusskraft; Unternehmungs-
geist

Injektion
Einspritzung von Flüssigkeiten
(Heilmitteln) in den Körper, auch
zu diagnostischen Zwecken

Instabilität
Unbeständigkeit (hier: Lockerung
im Bewegungssegment)

intradiskal
innerhalb der Zwischenwirbelscheibe (z. B. Kontrastmittelein-
gabe)

intraspinal
innerhalb des Wirbelkanals

intrathekal
innerhalb des Nervenwasser-
raumes

kaudal
(schwanz-)fußwärts

Konflikt
Zwiespalt

Kyphose
Buckel; bogenförmige, nach hin-
ten gerichtete Krümmung der
Wirbelsäule

Laminektomie
Entfernung der Wirbelbögen mit
Dornfortsatz

Ligamentum flavum
gelbes Band

Ligamentum longitudinale
Längsband (vorne und hinten die
Wirbelkörper verbindend)

Liquor cerebrospinalis
(wasserklare) Nervenflüssigkeit

lokal
örtlich

Lordose
nach vorne (bauchwärts) bogenförmige Verbiegung der Wirbelsäule

lumbal
zur Lendenwirbelsäule gehörig

Lumbalpunktion
Einführen (Einstechen) einer
Hohlnadel in den harten Rücken-
markssack

Metastase
Tochtergeschwulst

methodisch
planmäßig; hier: planmäßige
Entwicklung von Operationstech-
niken

Mobilisation
Beweglichmachung (z. B. der Wirbelsäule)

Myelographie
Kontrastmitteluntersuchung des
Rückenmarkskanals

Nucleus pulposus
innerster Teil der Zwischenwirbelscheibe (Gallertkern)

Orthese
orthopädische Rumpfstütze

Osteochondrosis intervertebralis
fortgeschrittene Veränderung der Zwischenwirbelscheibe mit Verschmälerung des Zwischenwirbelraumes und mit röntgenologisch nachweisbaren Veränderungen an den Wirbelkörperrändern

paraspinal
neben dem Wirbelkanal

paravertebral
neben der Wirbelsäule

Parese
unvollständige Lähmung

Pascal
Druckeinheit, 1 Pascal entspricht 0,00001 bar;
1 Mega-Pascal = 1 Million Pascal

peridural
hier: um die harte Rückenmarkshaut herum

perkutan
durch die Haut hindurch

physiologisch
normal, der Gesundheit entsprechend

Prolaps
Vorfall (der Bandscheibe)

Protrusio
Vorwölbung (der Bandscheibe)

radikulär
die Nervenwurzeln betreffend

Resignation
hier: Verzweiflung, Verzagen (Resignieren)

Rotation
Drehung

Rezidiv
hier: Bandscheibenvorfall der gleichen Höhe und Seite nach Operation

Spondylarthrose
krankhafte Veränderung der kleinen Wirbelgelenke

Spondylitis
Wirbelentzündung

Spondylolisthesis
Wirbelgleiten

Spondylolyse
Spaltbildung im Zwischengelenkstück des Wirbelbogens

Spondylose
krankhafte Veränderung der Wirbelkörper

Spondylosis deformans
degenerative Erkrankung der Wirbelkörper und Bandscheibenschaden

Stabilisation
hier: Festigung der Wirbelsäule (durch Übungsbehandlung) oder des Bewegungssegmentes (operativ)

Stenose
hier: Verengerung des Wirbelkanals

Therapeut
derjenige, der andere behandelt

therapieren
behandeln

Stichwortverzeichnis